**KNAUR**

Theresa Thönnissen

# Mein Jahr als Säugetier

Das ehrliche Stillbuch

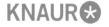

Besuchen Sie uns im Internet:
www.knaur.de

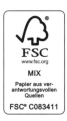

© 2014 by Knaur Verlag.
Ein Unternehmen der Droemerschen Verlagsanstalt
Th. Knaur Nachf. GmbH & Co. KG, München.
Alle Rechte vorbehalten. Das Werk darf – auch teilweise –
nur mit Genehmigung des Verlags wiedergegeben werden.
Redaktion: Julia Krug
Umschlaggestaltung: ZERO Werbeagentur, München
Umschlagabbildung: FinePic®, München
Satz: Wilhelm Vornehm, München
Druck und Bindung: CPI books GmbH, Leck
ISBN 978-3-426-65542-9

2 4 5 3 1

# Inhalt

Vorwort     9

**Die Schwangerschaft**

   **Warten auf Tim**     13

   *Wie Frau Grajewski mein Nipplegate in Schaumstoff verpackt, eine Dienstreise auf dem Hotelzimmerfußboden endet und ich die allgemeinen Unwägbarkeiten einer Schwangerschaft effektiv abfedere.*

**August**

   **Zwei Kraftwerke nehmen ihre Arbeit auf**     35

   *Wie meine Brüste die Aufmerksamkeit einer Nachtschwester erregen, eine elektrische Milchpumpe ihre Funktion aufnimmt und das Facility Management winzige Mengen von Kolostrum mit der Rohrpost verschickt.*

**September**

   **Von Milchpumpen und Stillhütchen**     45

   *Wie ich zum Känguru werde, ein Muttermilchtransport ins Schleudern gerät und ich herausfinde, dass man Stillhütchen nicht wirklich auf dem Kopf trägt.*

**Oktober**

   **Die Raupe Nimmersatt**     59

   *Wie ich beinahe für zwei Bananen töte, an der Hebamme*

*Helen verzweifle und mir vor Kurt Krömers Augen im Rathaus die Bluse aufreiße.*

## November
### Weißkohlblätter über alles 73
*Wie ich immer tiefer in den Spuckstrudel gerate, beim Stillen in der Umkleidekabine von einem Skateboard-Verkäufer beleidigt werde und mich das UNESCO-Welterbe vor einer depressiven Verstimmung bewahrt.*

## Dezember
### Stillende Nacht, heilige Nacht 93
*Wie ich gegen meinen Willen laktiere, einen (fast) kompletten Hirsch in Würfel schneide, doch noch ein Weihnachtswunder erlebe und am Ende als einzig Nüchterne einfach mitgefeiert werde.*

## Januar
### Möhrchenmassaker 107
*Wie es zum Zerwürfnis mit dem Ehemann kommt, ich ein Ganzkörper-Lätzchen aus einer Kaiser's-Tüte bastle und Tim im Kleindkinderabteil von einer bösen Dortmunderin angeniest wird.*

## Februar
### Kitawahnsinn 127
*Wie Klein-Lotta und ich Fluchtpläne schmieden, Tims frühkindliche Entwicklung fünf Minuten massiv gefördert wird (really!) und es ab sofort heißen muss: »51 Shades of Grey«.*

## März
### Gratismilch für alle 141
*Wie normaler Concealer nicht mehr ausreicht, ein fremdes Kind partout von mir gestillt werden will und mich ein kleiner Wassermann zum Schluchzen bringt.*

April

**Von Milchstaus und anderen Katastrophen** 153

*Wie wir Tim eine halbe Minute schreien lassen, ich mich an
alte Hängebrust-Diskussionen erinnere und im »Vesuvio«
ein lupenreines Blutbad anrichte.*

Mai

**Läuft doch alles prima** 163

*Wie ich den heiligen Baby-Rhythmus ändere, versuche, ein
gaaanz kleines bisschen zu arbeiten und meinem Schwiegervater
eine Pizza aus der Hand schlagen will.*

Juni

**Biss zum Abend(b)rot** 173

*Wie wir uns todesmutig auf einen Langstreckenflug begeben,
Tim eine seltsame Gesichtskrankheit entwickelt und ich so-
wohl von der Eiseskälte Afrikas als auch der Wirkung von
Weißwein komplett überrascht werde.*

Juli

**Wunder im afrikanischen Busch** 197

*Wie ich im Busch die Gelassenheit einer Pavianmutter ent-
wickle, einseitig abstille und diverse Mutproben bestehe.*

Schon wieder August

**Abendmilch? Nein danke!** 207

*Wie ich beim Kennenlern-Basteln einen Junggesellen ent-
decke, den ersten Arbeitstag mit Herzschmerzen hinter mich
bringe und mit einer leeren Brust spreche.*

Sieben Monate später

**Zurück im Alltag** 215

# Vorwort

Danke, meinem Busen geht es gut. Wieder. Er hat einiges durchgemacht, sich aber doch erstaunlich rasch gefangen.

Halten Sie mich jetzt für ziemlich übergeschnappt? Dann müssen Sie folgendes wissen:

Ich bin weder besonders schlau noch alarmierend doof; weder überdurchschnittlich hübsch noch unterdurchschnittlich hässlich; weder hochempfindlich noch dumpfbackig. Ich bin eine ganz normale Frau. Nein, wirklich jetzt!

Ich liebe meinen Mann und könnte ihn manchmal verhauen. Meine Freundinnen sind lustig, ich sehe sie nur viel zu selten. Abends lese ich gerne im Bett und schaue Serien auf DVD. Ich nehme mir immer wieder vor, nichts mehr bei Zara, H&M oder Mango zu kaufen, und schleppe das Zeug dann doch wieder tütenweise nach Hause. Von montags bis freitags gehe ich ins Büro.

Als ich vor drei Jahren schwanger wurde, fühlte ich mich eigentlich recht gut gerüstet für das, was da kommen mochte. Bis jetzt hatte ich ja auch das meiste im Leben irgendwie hinbekommen. »Das haben schon Millionen Frauen vor mir geschafft, sogar meine Mutter«, sagte ich mit, und das stimmt ja auch.

Unser Kleiner ist nun zwei Jahre alt, »terrible two«, wie es im angelsächsischen Raum so treffend heißt. Zwischen seinen Trotzanfällen kann er so wahnsinnig süß und lieb sein, dass mir beim Schreiben dieser Zeilen vor Rührung ganz warm wird.

Ich mag es, mit ihm Lego-Häuser zu bauen und ihm Geschichten zu erzählen. Unser Babysitter sagt: »Tim hat den Schalk im Nacken.« Warum freut mich das nur so?

Nach der Geburt des Kleinen nahm ich ein Jahr Elternzeit – und war auf vieles vorbereitet, aber nicht auf eines: das Stillen. Welche zentrale Bedeutung dieser Vorgang hat und was es mit dem eigenen Körper anstellen würde ... mich hat kein Ratgeber, keine Hebamme und kein Arzt vorgewarnt.

Und weil es auch bei Vereinigungen wie der La Leche Liga fast nur um Stillpositionen und andere praktische Tipps geht, gewann ich den Eindruck: Stillen, das geschieht ganz von allein und läuft so nebenher. Meine Brüste selbst waren es, die mich – nach einer dramatischen Umformung durch Mutter Natur persönlich – eines Besseren belehrten.

Doch da war mehr als bloß der Körper. Schnell erfuhr ich, was es bedeutet, ein schreiendes Baby in der Öffentlichkeit, am Arbeitsplatz oder unter den Argusaugen von Onkel Theodor zu stillen. Willst du einen Menschen wirklich kennenlernen, hake vor seinen Augen den Still-BH auf.

Noch nie im Leben habe ich in kürzester Zeit so viele blöde Sprüche kassiert wie in dieser ersten Zeit mit Tim. Irgendein Klugscheißer oder Cafébesitzer oder Lifestyle-Feuilletonist war immer mit einem Kommentar zur Stelle. Ich meine, diese Hormone machen einen ja nicht unbedingt ausgeglichen und friedfertig. Und nach acht Stunden Schlaf einen tollen Humor haben, das kann jeder.

Das in entzückenden Vichy-Karo-Stoff gebundene Babytagebuch, wo ich Gewicht und Größe eintragen sollte, habe ich rasch vernachlässigt. Stattdessen griff ich mir eine alte Kladde und kritzelte frühmorgens oder spätabends meine Erlebnisse hinein.

Daraus wurde dieses Buch. Fast alles findet sich darin wieder, auch die unappetitlichen Dinge.

Wen soll das interessieren?

Sie. Das hoffe ich sehr.

Lassen Sie mich raten: Sie sind gerade in Mutterschutz und stehen im Buchladen ihres Vertrauens. Woher ich das weiß? Habe ich selbst so gemacht. Mehr als einmal. Pflichtschuldig las ich alles über Windelsoor und unkontrollierten Harndrang. Aber es war nichts übers Stillen dabei, das mich auch nur im Ansatz amüsiert und die Dinge in Relation gesetzt hätte. Pulvermilch kann eine Befreiung sein! Es geht mir nicht darum, zu erklären, warum das Stillen richtig, unbedingt notwendig und gut gegen Allergien ist. Ich bin nämlich selbst allergisch – gegen Ideologien, »Mommywars« und den unfreundlichen Ton, der in vielen Still-Foren im Netz herrscht.

Wenn es Ihnen auch so geht, dann sind Sie hier goldrichtig.

# Die Schwangerschaft

## Warten auf Tim

*Wie Frau Grajewski mein Nipplegate in Schaumstoff verpackt, eine Dienstreise auf dem Hotelzimmerfußboden endet und ich die allgemeinen Unwägbarkeiten einer Schwangerschaft effektiv abfedere.*

Ich will ja ein Kind. Theoretisch. Doch als es wirklich, so ganz konkret, ums Kindermachen geht, kneife ich. Jetzt, in genau diesem Augenblick, die Pille absetzen? Läuft doch eigentlich alles gerade ganz gut. Soll so bleiben, wie es ist. Und überhaupt – ein Kind mit diesem Mann, dem die Urlaubsplanung für den Sommer schon zu endgültig ist? Lieber nicht.

Dann gibt es endlich einen potenziellen Kandidaten, da wollen wir erst mal in Ruhe Amerika durchqueren und nichts überstürzen. Nach dem perfekt verhüteten Sex im

Motel-Bett rechne ich, wie alt ich wäre, wenn unser Kind in die Schule käme. Du liebe Zeit – über vierzig. Es ist nun wirklich an der Zeit, die Pille abzusetzen. Erol, wahrscheinlich geblendet von der Sonne Kaliforniens und der verschwommenen Aussicht auf ein Hippie-Leben in San Francisco, stimmt unbeschwert lächelnd zu. Wir fühlen es beide.

Fortan kann ich mich beim Sex nicht mehr auf das eigentliche Geschehen fokussieren. Vor meinem inneren Auge sehe ich die Bilder aus einem Zeichentrickfilm, den uns der Sachkundelehrer im 3. Schuljahr gezeigt hat. Ein riesiger Schwarm zitternder Spermien schnellt auf eine große, runde Eizelle zu. Ein Spermium dringt in die Eizelle ein, und dann – zack, zack, zack – teilt sich das Ding. Und wieder. Und wieder. Und wieder …

Erol sagt, ich sei beim Sex abwesend. Er vermutet wohl, ich denke an Lionel Messi oder sonst wen. Aber nein, meine Gedanken drehen sich einzig und allein um den sich teilenden Zellhaufen. Und die Fruchtbarkeits-App, die ich auf mein Handy geladen habe. Wie bitte soll man sich auch auf seinen Sexpartner einlassen, wissend, dass man im Begriff ist, nicht nur sein eigenes Leben grundlegend zu verändern, sondern gar ein neues zu erschaffen? Das ist mir schleierhaft, ganz ehrlich.

Wenige Tage nachdem meine Periode hätte einsetzen sollen – wir sind längst zurück in der kalten Heimat –, feiern wir abends mit Freunden in der Croc Bar. Ich nehme Connie, meine beste Freundin, beiseite und erzähle ihr aufgeregt von meiner möglichen Schwangerschaft. Connie saugt ihren Campari-Soda geräuschvoll durch den Strohhalm. Sie ist gegen ihren Willen Single und meint, sie freue sich total, wenn ich tatsächlich schwanger wäre. Gleichzeitig sei sie aber auch ein wenig traurig, weil dies sicher das vorläufige Ende unserer Ausgehabende bedeute. Dann runzelt die pragmatische Connie ihre helle Stirn:

»Sag mal, warum hast du eigentlich noch keinen Test gemacht?«

Ja, warum eigentlich nicht?

Ich verabschiede mich von der Runde, springe ins Auto und rase zum Hauptbahnhof. Auf dem Weg krame ich eine Schachtel Zigaretten aus dem Handschuhfach. Meine letzte Zigarette habe ich mir etwas feierlicher vorgestellt, aber okay. Ich werfe die brennende Kippe einfach aus dem Fenster. Wenn andere das tun, werde ich so richtig sauer. Sind das etwa die ersten Zeichen einer Persönlichkeitsveränderung? Aufgeregt trommele ich aufs Lenkrad.

Es ist gegen Mitternacht, als ich die 24-Stunden-Apotheke im Hauptbahnhof durch die Automatiktür betrete. Einen Schwangerschaftstest zu kaufen ist einen Zacken peinlicher, als Kondome zu kaufen, aber immerhin auch einen Zacken weniger peinlich, als Vaginalfeuchtcreme zu erwerben. Und: Man will den teuersten Schwangerschaftstest, was auch sonst? Einen nicht ganz so zuverlässigen Test? Nein. Ich erstehe den mit Digitalanzeige. Der Apotheker bemüht sich, unbeteiligt zu gucken, als er eine Gratispackung Papiertaschentücher in der Plastiktüte verschwinden lässt. Herzlichen Dank auch.

Nervös fahre ich nach Hause und google erst einmal, was ich da eigentlich erstanden habe. »Wussten Sie, dass eine von vier Frauen das Ergebnis eines konventionellen Schwangerschaftstests falsch ablesen könnte?«, steht auf der Website des Herstellers. »Beim Clearblue DIGITAL Schwangerschaftstest müssen keine Linien interpretiert werden. Das fortschrittliche digitale Display teilt Ihnen in Worten mit, ob Sie schwanger sind oder nicht.«

In Worten also. Ich verschwinde auf die Toilette und pinkele auf das Teststäbchen. Eine von vier Frauen pinkelt sicher daneben. Ich nicht: Nach wenigen Sekunden bildet sich das unmissverständliche Wörtchen »schwanger« im Display. Ich warte auf einen Euphorieschub, gehe ins Bett und ziehe mir die Decke über den Kopf.

»Hallo, kleiner Zellhaufen«, flüstere ich und lege die Hand auf meinen Unterleib – dorthin, wo ich ihn vermute.

Als Erol endlich aus der Croc Bar nach Hause kommt, reiche ich ihm schlaftrunken den Test, und wir umarmen uns.

»Dann ist das wohl so«, sagt er und guckt etwas verkniffen.

»Mal abwarten«, erkläre ich dumpfbackig.

»Freust du dich?«

»Ja, natürlich!«

Er lächelt, zieht mein Schlaf-T-Shirt ein Stückchen hoch und betrachtet meinen Bauch. Die vielen Sonnengrüße sind nicht umsonst gewesen: Er ist flach und muskulös. Noch.

Von Anfang an habe ich starke Schicksalsbesiegelungsgefühle. Das war's jetzt. Alles wird sich ändern. Ein kleines, menschliches Lebewesen wird schon bald unser Gespann verstärken. Ich strahle und stelle das Grübeln einfach erst mal ein.

Am nächsten Morgen ist eigentlich alles wie immer. Ich schlürfe bedächtig eine Tasse Milchkaffee und beiße vorsichtig ins Kirschmarmeladenbrot. War da was? Nein. Keinerlei Übelkeit, im Gegenteil, ich fühle mich prima. Mein erster bewusster Morgen als Schwangere verläuft fast schon beängstigend normal. Alles war wie immer – mal abgesehen von Erols untypisch guter Laune –, und eine Schwangerschaft ist schließlich keine Krankheit …

Au! Was ist das denn? Beim Treppenherunterhüpfen schmerzt plötzlich der Busen, am liebsten hätte ich ihn in beide Hände genommen, um ihn zu stützen. Ich brauche wohl dringend einen neuen BH, mein seidenes Princesse-Tamtam-Dingens ohne Bügel scheint nicht mehr zu genügen. Ein bisschen freue ich mich: Das erste Schwangerschaftsanzeichen, ich habe also wirklich nicht fantasiert! Und immer noch besser als Übelkeit! Dass der Bauch sich während einer Schwangerschaft verändert? Geschenkt. Aber dass der Busen als Erstes wächst? Wusste ich nicht. Echt nicht. Wie ich mich bisher überhaupt recht wenig für Details aus den Sachgebieten Schwangerschaft und Geburt interessiert habe.

Im Büro, ich arbeite bei einem Reiseveranstalter, bilde ich mir ein, dass Kollege B., ein durch und durch seriöser Familienvater, regelmäßig eben dorthin starrt. Du meine Güte, ich trage doch kein Top mit Wasserfall-Ausschnitt, sondern nur ein quergestreiftes T-Shirt, wie immer! Vor dem Toilettenspiegel merke ich endlich, was los ist. Meine Brustwarzen, sonst eher so – stehen auf einmal kerzengerade in die Luft. Sie piksen durch meinen BH und hinterlassen kleine, spitze Hügel auf meinem T-Shirt. Kollege B. muss annehmen, ich sei dauererregt. Deshalb haben Schaufensterpuppen also harte Warzen. Da guckt jeder hin, ganz automatisch.

In der Mittagspause schildere ich einer Verkäuferin der Galeria Kaufhof Dessousabteilung das Problem. Sie ist mindestens sechzig, trägt die typische Blumenkohlfrisur und wirkt, als hätte sie in ihrem langjährigen Berufsleben wirklich alles gesehen. »Frau Grajewski« steht auf ihrem Namensschildchen.

»Suchen Sie etwas Bestimmtes?«

»Äh, ich will nicht, dass man meine Brustwarzen sieht, wenn ich ein T-Shirt trage«, sage ich.

Mein Blick wandert verschämt zwischen dem Ständer mit den fleischfarbenen Spanx, die wie Surfanzüge auf den Kleiderbügeln hängen, und einer Passionata-Aktionsfläche hin und her.

»Na, Gratulation erst mal«, sagt Frau Grajewski, tätschelt meine Schulter und vermisst mein Nipplegate mit professionellem Blick.

»In welchem Monat sind wir denn? Noch ganz am Anfang!«

Ich staune. Woher weiß sie nur?

Sie empfiehlt einen preisgünstigen T-Shirt-Bra mit gepolsterten Schalen und breiten, weichen Gurten. Mein Busen wachse eh weiter, da lohne sich eine ernsthafte Investition nicht. Nach einigem Hin und Her reicht sie mir so ein Monstrum in Cupgröße D in die Kabine:

»Damit dürften Sie hinkommen. Bis auf weiteres.«

Ich erinnere mich an meinen ersten BH, als wäre es ges-

tern gewesen, dass ich von meiner Mutter mit einem Maß-
band vermessen wurde. Ich hatte lange auf diesen Tag hin-
gefiebert. Doch mein erster BH war erst mit fünfzehn fällig
gewesen, und das eigentlich auch nur, weil meine Mitschü-
lerinnen schon länger welche trugen und ich in der Samme-
lumkleide nicht blöd vor ihnen dastehen wollte. Mädchen
können ja so grausam sein – und ich trug ja auch wirklich
sehr lange gepunktete Sets, bestehend aus Schlüpfer und
Unterhemd. Nun aber besaß ich einen jungfräulich-weißen
Baumwoll-BH von BeeDees, ich war erwachsen! An die
Größe erinnere ich mich nicht mehr, aber er war ganz sicher
weniger als halb so klein wie das hautfarbene Monstrum,
das ich gerade peinlich berührt zur Kasse trage.

Keine Frau hat ein neutral-sachliches Verhältnis zu ihrem
Busen. Dass er jedoch irgendwann ein vorlautes Eigenleben
führen und darüber hinaus auch ziemlich weh tun würde,
darauf war ich nicht vorbereitet. Wenigstens hält der
T-Shirt-Bra, was er verspricht: Meine Brustwarzen werden
von den Polstern platt gedrückt. Unter meinen Klamotten
zeichnet sich nichts mehr ab. Dafür wirkt meine Oberweite
plötzlich seltsam kompakt und, nun ja, vor allem im Profil
irgendwie fixiert. Vor dem Spiegel drehe ich mich nach
links und rechts. Ich sehe seltsam zylindrisch aus, wie meine
Oma in ihrer Kittelschürze. Davon nimmt auch der Kollege
B. Notiz. Fortan hört er aber mit dem Starren auf und starrt
auch nie wieder.

Die Frühschwangerschaft ist allgemein eine heikle Zeit.
Ärzte raten, man solle in den ersten drei Monaten nicht
herumerzählen, dass man ein Kind erwartet. Zu viel könne
in dieser Zeit noch passieren. Der Zellhaufen, später der

Embryo, kann sich zum Beispiel einfach wieder verabschieden, meistens ist das der Fall, wenn ein Konstruktionsfehler oder eine Infektion vorliegt. Dann muss die Beinahe-Mutter ins Krankenhaus und sich der Prozedur »Ausschabung« unterziehen. Der Körper erholt sich davon meist schnell, aber die Frau wird eine erneute Frühschwangerschaft als Höllenritt wahrnehmen. Ich meine, wir reden von mindestens zwei Monaten, in denen sie sich aus Angst das Freuen auf das Baby verbietet und sich von einem qualvollen Tag zum nächsten hangelt.

Doch auch wenn man vom Gynäkologen erfährt, dass alles gut aussieht, ist diese erste Zeit oft von eher anstrengenden Symptomen geprägt. Da wäre natürlich die bereits erwähnte Morgenübelkeit, die selbstverständlich auch mittags, nachmittags, abends und nachts auftreten kann. Sogar Kate Middleton war davor nicht gefeit.

Mich trifft sie aus dem Hinterhalt, auf einer Dienstreise nach Norditalien. Ich bin natürlich erst abgereist, nachdem mein glatzköpfiger Frauenarzt zugestimmt und ich ausführlich in mich hineingehorcht habe. Ach was, kein Problem, denke ich, es geht mir gut – von der dramatisch erhöhten Pinkelfrequenz und den Brustschmerzen mal abgesehen.

Im Hotelbadezimmer, man kennt das Phänomen, herrscht anderes Licht als im heimischen Bad. Ich bin gerade dabei, mich für die morgendliche Dusche auszuziehen, da bleibt mein Blick im Spiegel hängen. Es sind schon wieder meine Brüste, irgendetwas stimmt nicht. Ich gehe ganz nah vor die Scheibe – und da sind sie. Hellblaue Adern ziehen sich wie ein Spinnennetz über meinen Busen.

Die Brustwarzen sind nicht mehr Erdbeer-, sondern Haselnusseis. Der Schreck fährt mir in den Magen, und ich übergebe mich zum ersten Mal während der dreitägigen Dienstreise des Grauens.

Wegen der überraschenden Übelkeit sage ich alle Termine ab. Ich will doch nicht riskieren, mitten in der Besprechung grün-blass anzulaufen! Stattdessen lege ich mich flach auf den Hotelzimmerfußboden und übe, wie ich es vom Yoga kenne, die Wechselatmung. Dazwischen kotze ich, als würde ich dafür bezahlt.

Schon nach wenigen Stunden bin ich so schwach, dass ich kaum aufstehen kann. Der Brechreiz ist wirklich enorm, und mein Anblick im Badezimmerspiegel lässt mich zusätzlich würgen. Ich rufe im Büro an und presse hervor:

»Leute, ich hab mir hier was ganz Übles eingefangen. Magen-Darm, so wie es aussieht. Ich muss mindestens zwei Tage länger hierbleiben. Bin nicht reisefähig.«

Extrem unglaubwürdig – schließlich gibt es Medikamente gegen Magen-Darm, die einen schnell wieder funktionieren lassen, und Bozen ist im Frühling ein sehr attraktives Reiseziel. Ich fühle mich zusätzlich schlecht, weil ich lügen muss. Und das ist erst die achte Schwangerschaftswoche. Die achte von insgesamt vierzig.

Erol, der außer Connie und der Dessousverkäuferin Frau Grajewski der Einzige ist, der von meinem Zustand weiß, googelt über tausend Kilometer weiter nördlich, dass Ingwertee helfen soll. Beim Zimmerservice gibt es aber nur Kamillentee. Es wird ganz langsam besser, so dass ich mich imstande fühlte, den Koch anzurufen, den ich treffen muss. Er soll künftig Reisegruppen empfangen, und ich soll ihn testen. Ausgerechnet einen Koch.

Werner lebt droben auf der Alm und gilt als junger Wilder unter den Südtiroler Köchen. Wir vereinbaren einen neuen Termin: am folgenden Tag gegen Mittag.

Nach einer ereignislosen Nacht schaffe ich es tatsächlich, mit dem Mietwagen die scharfen Serpentinen hochzufahren, ohne mir auf den Schoß zu speien. Es kostet mich die größtmögliche Selbstbeherrschung. Die Welt ist eine andere, wenn man unterwegs permanent nach idealen Kotz-Orten Ausschau hält. Interessant an dieser Stelle, wie viele blumige Synonyme es für »kotzen« gibt und wie wenige für »Brustwarzen«. Überhaupt »Warzen« – handelt es sich dabei nicht um eine unattraktive, unnötige Hautverformung? Hexen haben Warzen. Sie stehen für das Alter, für Ekel, für das Böse aus dem Märchen. Diskriminierender Mist! Die einzige Alternative, »Nippel«, ist ein Lehnwort aus dem Englischen. Auch ungut, denn damit verbinde ich die Reime von Rappern, die Mädchen und Frauen für das Schwingen ihrer Popos und Brüste bezahlen.

Während ich die letzten Meter über die Alm laufe und die prachtvollen Dolomitengipfel in mein Blickfeld rücken, überlege ich. Wenn ich könnte, würde ich eine Kommission ins Leben rufen, die sich eine hübsch-neutrale Bezeichnung für die weibliche Brustspitze ausdenken müsste. Vielleicht irgendwas mit »Kofel«?

Werner begrüßt mich mit einem herrlich duftenden Kräuterschaumsüppchen. Mein Magen knurrt auf einmal wie ein Kettenhund, und ich falle hungrig über die Vorspeise her. »Ganz vorzüglich«, mampfe ich und akzeptiere gern die geschmorten Schweinebacken mit Thymian und getrockneten Bergblumen, die Werner danach auftischt. Er lobt meinen »gesegneten Appetit« und grinst. Zum Abschluss einen Kaiserschmarrn mit Puderzucker – himmlisch. Ich fresse und grunze wie ein Ferkel. Ja natürlich: Bergluft macht halt hungrig. Ich liebe meinen Beruf.

Nach diesem Tag fühle ich mich so stabil, dass ich die Heimreise antreten kann. Im Zug bekomme ich allerdings wahnsinnige Bauchschmerzen rechter Hand. Es sticht und kneift mich in die Seite. So doll, dass ich denke: »Das war's. Meine Frühschwangerschaft ist auch wieder früh vorbei.« Ich traue mich kaum, mich zu bewegen, und bleibe mehrere Stunden wie angewurzelt sitzen, während draußen die Landschaft vorbeizieht. Ich hoffe inständig, dass mein explodierender Zellhaufen bei mir bleiben wird. Jetzt, wo ich mich gerade an ihn gewöhnt habe!

Doch wie ein Besuch beim glatzköpfigen Gynäkologen am nächsten Tag klärt, hat nur meine Gebärmutter gezwickt: Sie dehnt sich aus und bereitet sich schon mal auf ihre gewaltigen Aufgaben vor – besonders schmerzhaft bei Frauen mit trainierten Bauchmuskeln. Na toll. Aber ich bin bis auf weiteres erleichtert.

Dieses Hineinhorchen in den eigenen Körper ist etwas, das mir bis jetzt völlig unbekannt gewesen war. Der Körper machte einfach mit, meistens, ohne aufzumucken. Und wenn der Hals mal weh tat, lutschte ich eben eine Halsschmerztablette – ich wusste, was der Körper brauchte, und der gehorchte mir zum Dank. Nun ist aber alles anders. Es ist, als sprächen wir, die zusammen aufgewachsen sind, plötzlich zwei verschiedene Sprachen. Ich weiß die einfachsten Signale nicht mehr zu deuten. Ich sage nur: Verdauung. Und verschweige die Details.

Meine Frühschwangerschaft besteht also zu großen Teilen aus dem Warten auf die ärztliche Absolution. Mir fällt es wahnsinnig schwer, allen zwölf Wochen zu verschweigen, dass wir wahrscheinlich bald zu dritt sein werden. Ich kann doch auch sonst nichts für mich behalten! Umso toller ist es, als der Arzt uns nach einigen Untersuchungen versichert, es sei wirklich alles in Ordnung. Als der Herzschlag unseres Kindes auf dem Flachbildschirm vor dem Behandlungsstuhl zu sehen ist, kommen auch Erol die Tränen. Der Arzt brennt uns sogar eine CD mit dem spannendsten Film der Welt: unser Baby, wie es sich im Fruchtwasser bewegt. Wir beschließen, uns jetzt richtig, ganz von vorne, zu freuen.

Nachdem Eltern und Schwiegereltern Bescheid wissen, gehe ich auch ins Büro des Kollegen B. und schließe die Tür hinter mir.

»Du-hu«, flöte ich, »tolle Neuigkeiten: Ich bin schwanger!«

»Ach«, ruft er begeistert. »Erzähl mir mal was Neues! Ich meine, guck dir mal deinen Busen an! Da glaubst du, du kannst was verbergen?«

Völlig verdattert schleiche ich in mein Büro zurück und schreibe widerwillig und mit knurrendem Magen die Reportage über Werner und den Kaiserschmarrn. Mich interessiert nämlich gar nichts mehr – außer mir selbst und was in mir vorgeht. Meine komplette Aufmerksamkeit richtet sich auf mich, nach innen.

Connie, die sich bisher scheinbar geduldig jedes Uterus-Zwicken angehört hat, gesteht mir, bei unseren Telefonaten nebenher Zeitung zu lesen. Früher hätte ich darüber gelacht und mit einem Witz geantwortet. Nun frage ich mich, wie sie ernstlich von mir erwarten kann, in meinem Zustand in der verrauchten Croc Bar zu erscheinen.

Als Schwangere mit Kinderlosen und offensiv Nicht-Schwangeren umzugehen ist ein Drahtseilakt. Die eigene Schwangerschaft bestimmt alles. Angenommen, man verhält sich »ganz normal« und thematisiert nicht ständig die zuckersüßen Knöchelchen des Embryos: Das wirkt schnell unglaubwürdig und verkrampft. Und wenn man nur noch vom letzten Ultraschall und seinem schlappen Eisenwert erzählt, läuft man Gefahr, dass die Freundin unterm Tisch mit dem Handy bei Facebook eine Schwangeren-Hasser-Gruppe gründet. Ich finde: Man selbst verändert sich gar nicht so doll. Es sind, frei nach Jean-Paul Sartre, die anderen, die die Hölle sind.

Ich muss mich dringend mehr informieren, so viel steht fest. Und zwar nicht im Internet, wo alle von »Kugelzeit«, »Sternenkindern« und »Schmierblutung 7. SSW + 5 HIL-FE!!!!« reden. Mit dem Fahrrad steuere ich also eine große Buchhandlung an und schleppe mich in den dritten Stock. Wieso bin ich eigentlich jetzt schon kurzatmig? Warum muss ich schon wieder aufs Klo? Die Antworten, so hoffe ich, werde ich in der Abteilung Kinderbücher und Schwangerenratgeber finden. Da! *100 Fragen an die Hebamme.* Das klingt schön sachlich. Oder doch lieber *Runde Zeit – alles, was frau wissen muss*? Ich stelle mir einen Stapel zusammen und steuere auf die Leseecke zu.

In einem Sessel sitzt eine junge Frau mit einem ganz kleinen Baby auf dem Arm. Wie alt mag es sein? Wieder zeigt sich: Ich habe keine Ahnung. Ich lächele, die Frau lächelt, da beginnt das Kleine zu quengeln. Was soll ich sagen, sie zieht einfach ihren Kapuzenpulli hoch und drückt dem Neugeborenen ihre riesige Brust ins Gesicht. Mitten im Buchladen. Vor meinen Augen und den Augen der Weltöffentlichkeit. Ich nehme gerade an etwas teil, das ich eigentlich gar nicht sehen will. Ein bisschen fühlt es sich so an, wie in einem vollen Club an der Frauenschlange vorbei aufs Männerklo zu gehen, weil da weniger los ist, aber man muss halt an den Typen vor den Pissoirs vorbei.

Warum bin ich beim Anblick dieser Stillenden peinlich berührt, finde aber das riesige H&M-Plakat im Hauptbahnhof, auf dem eine Blondine in Spitzenunterwäsche posiert, weniger anstößig? Ich schiebe den Gedanken weg und fange an zu blättern. Bereits das erste Kapitel eines Ratgebers beunruhigt mich. Die Autorin schreibt, man könne sich gar nicht früh genug um eine Geburtsklinik kümmern. Und ich sitze hier rum! Alarmiert trage ich den Buchstapel zur Kasse und bezahle.

Als mir also klarwird, dass ich das Baby nicht nur irgendwann, sondern auch irgendwo auf die Welt bringen muss, beginnt die fieberhafte Suche nach einem geeigneten Ort. Die beliebteste Klinik ist selbstverständlich bereits ausgebucht. Angespannt recherchierte ich weiter Termine von Informationsabenden. Organisation ist alles, denke ich. Wenn schon so viel Geheimnisvollneues in mir vorgeht, kann ich es ja vielleicht durch effektives Management abfedern.

Zuerst ist das Uniklinikum an der Reihe. Im Prinzip handelt es sich um einen bröckelnden Rohbau hinter grasgrünen Tarnnetzen. Die Renovierung ist in vollem Gange, bereits seit zwölf Jahren, damals, als wir nach Berlin gezogen waren. Erol und ich also kurz geschluckt und rein. Großer Hörsaal.

Doch keiner der anwesenden Weißkittel hält eine Vorlesung. Stattdessen heißt es: Film ab! Ich fasse zusammen:

Eine Hochschwangere mit Köfferchen wird an der Tür zum Kreißsaal von einer Schwester empfangen.

»Tach, ick bin Schwester Moni!«

Schnitt.

Die Hochschwangere watschelt hinein und stellt ihr Köfferchen neben einem verstaubten Ficus Benjaminus ab.

O-Ton Schwester Moni: »Sooo, ick rasiere Sie jetze, und dann mach ick Ihnen 'nen schönen Einlauf …« Der Rest versickerte im ungläubigen Murmeln des Premierenpublikums.

Hammerdialog, starke Frauen, Blut und Ekel: Quentin Tarantino hätte sich keine bessere Eröffnungsszene ausdenken können. Ich bekomme Appetit auf Nachos mit Käse und Nogger.

Das Thema »Geburt« beginnt mich zu elektrisieren. Die Erfahrungsberichte von Betroffenen im Internet werden meine tägliche Splatter-Lektüre. Besonders interessant finde ich die Presswehen-Passagen: »Es zerriss mich förmlich«, ist eine der milderen Formulierungen.

Der nächste Besichtigungstermin ist im Gemeinschaftskrankenhaus der Anthroposophen. Die Freundin von Erols bestem Freund Lars, Bettina, auch schwanger, zeigt sich interessiert. Also hole ich sie mit meinem Kleinwagen ab. Bettina ist Mathematikerin und schlägt aus guten Gründen vor:

»Ich stoppe die Fahrtzeit!«

Ich tanke noch mal voll. Nähe zum Wohnort ist wichtig. Wer will schon auf dem Standstreifen entbinden? Nach einer Stunde, fünfzehn Minuten und einer Pinkelpause erreichen wir den Forst, in dem sich die Anthroposophen verbergen. Es ist ein herrlicher Sommerabend, es duftet nach frisch gemähtem Gras. Tauben gurren. Begeistert tanze ich von einem Gebäude zum nächsten.

Diese Stimmungsschwankungen bei Schwangeren sind wirklich unglaublich. Zuletzt habe ich meinen Mann beim Anblick eines Welpen, der vor einer Kneipe festgebunden war, mit einer Heulattacke gequält. Bettina war außer sich, als ein beim Volk sehr unbeliebter Politiker wegen eines Nazi-Vergleichs zurücktreten musste: »Und wer denkt jetzt an diesen armen Mann? Wie will er künftig seinen Lebensunterhalt bestreiten?« Umgekehrt genügt der Duft frisch gemähten Grases, um mir einen Euphorieschub zu verpassen, wie ich ihn sonst nur beim Midseason-Sale erlebe. Bettina berichtet, sie habe beim Korrigieren einer Schulaufgabe sogar vor Rührung geflennt: Der Junge habe die Kurvendiskussion einfach so vorbildlich durchgerechnet. Mit Löschpapier hätte sie anschließend vergeblich versucht, die von ihren Tränen verwischten Tintenkleckse unauffällig trockenzutupfen.

Nach einer kurzen Einführungsveranstaltung im anthroposophischen Vortragsraum, bei der wir alle erst mal richtig ankommen sollen und ein Gedicht vorgetragen wird, dürfen wir endlich die Zimmer besichtigen, in denen es vielleicht eines Tages zur Sache gehen soll.

Bettina bleibt wie angewurzelt stehen. Sie legt den Zeigefinger auf die Lippen.

»Pssst, hör mal!«

Tatsächlich. Vom anderen Ende des Flures ist ein an- und abschwellendes Brüllen zu hören. Wie eine Löwin mit Dämpfer. Eine Anthroposophin gesellt sich zu uns.

»So klingt gebären«, erklärt sie ganz sanft.

»Ui«, meint Bettina und wird blass. »Uiuiui!«

Ich begleite sie an die Luft und sehe mir danach ein Zimmer an: freundliches Kiefernholz, ein großes, weiches Bett für alle Beteiligten – und eine riesige Fensterfront, durch die man in den Wald gucken kann. Die Wände sind rötlich gestrichen, damit der Kontrast zum Inneren der Gebärmutter für das Baby nicht so groß ist. Welch ein plausibler Gedanke!

Schon wieder durchströmen mich Endorphine. Ich fühle es ganz deutlich: Hier werde ich in aller Ruhe unser Kind kriegen! Ebenso stolz und würdevoll wie die Löwin am anderen Ende des Flures.

Auf der Rückfahrt erklärt Bettina, die auf der Parkbank auf mich gewartet hat, dass ihre Traumgeburt in einem weiß gekachelten Kreißsaal unter einer OP-Lampe stattfindet. Auch möchte sie möglichst vermeiden, diese unwürdigen Geräusche von sich zu geben. Bettina mag sie wirklich nicht, die Anthroposophen. Okay! Ich dagegen bin fest entschlossen, mich während der Geburt fallenzulassen. Und wenn ich dafür bis in den Wald fahren muss! Denn die Naturmenschen können sich auch mit dem Siegel »Stillfreundliches Krankenhaus« brüsten, auch darauf kommt es mir schließlich an. Die Schwestern versprechen, sie würden das Baby unmittelbar nach der Geburt auf die mütterliche Brust legen. Wiegen, messen, waschen und ankleiden könne man es ja auch später noch.

Schwangerschaftswoche Nummer dreißig.

Seit einer Woche liege ich im Uni-Krankenhaus. Auf dem Rücken. Der Gebärmutterhals hat sich auf ein kritisches Maß verkürzt, so dass mein Gynäkologe meint, es sei besser, wenn ich nur noch herumliege, und zwar in unmittelbarer Nähe des Kreißsaales. Weil nun eine Frühgeburt droht, bekomme ich Spritzen, damit die Lunge des Babys sich schnell fertig entwickelt. Man versichert mir: Wenn ich brav still liegen bleibe, stehen die Chancen gut, dass das Baby noch ein paar Wochen drinbleibt.

Neben meinem Bett hängt das Foto einer Storchenmutter, die am Rande ihres Nestes sitzt, darin drei Storchenbabys, die mich angucken. Tag und Nacht. Ich kenne inzwischen jede Unregelmäßigkeit in der Tapete, beobachte, wie das Morgen-, Mittag- und Abendlicht Schatten wirft. Doch das Beste ist: Ich bekomme jede Geburt aus dem benachbarten Kreißsaal mit.

Zuerst sehe ich die in olle Bademäntel gewickelten Frauen, gestützt von Mann oder Mutter, im Flur auf und ab gehen. Ich kann hören, wie sie nach Luft schnappen. Irgendwann kommt das Schreien, dann das dumpfe Tönen, das geht sehr lange so. Bei den Presswehen kriege ich immer ganz feuchte Hände und bete, dass alles gutgeht. Schließlich der Schrei des Neugeborenen. Jedes Mal schießen mir die Tränen in die Augen. Ich zähle nicht, wie viele Geburten ich so verfolge. Es sind sehr viele.

Warum bin ich eigentlich immer davon ausgegangen, dass ich einen unkomplizierten Schwangerschaftsverlauf haben werde? Mit dichtem glänzenden Haupthaar, festen Fingernägeln und stets guter Laune – also so, wie es einem die

Bauchmassage-Öl-Werbung suggeriert? Warum herrscht gemeinhin Schweigen darüber, wie es wirklich sein kann? Ich fühle mich regelrecht an der Nase herumgeführt von den Ratgebern, die ich überflogen habe. Den anderen Schwangeren, die in mein Zimmer kommen, geht es genauso. Eine Leidensgenossin, deren Gebärmutterhals ebenfalls Probleme macht, fasst es treffend zusammen:

»Der Mythos der heiligen Schwangeren soll halt nicht beschädigt werden. Und jammern ist auch nicht erlaubt, weil, man ist ja nicht krank, sondern hat sich zu freuen.«

In regelmäßigen Abständen erscheint eine Schwester, um einen Gurt um meinen inzwischen sehr beachtlichen Bauch zu spannen: das CTG, das die Herztöne des Babys überwacht und mögliche vorzeitige Wehen anzeigt. Wenn ich welche habe, gibt es Wehenhemmer – Medikamente, von denen ich Herzrasen bekomme und eine nervöse Ganzkörperunruhe, die mich wahnsinnig macht. Ich kann mir nicht mehr vorstellen, auch nur eine weitere Sekunde liegen zu bleiben. Zum Glück darf ich für den Klobesuch sowie die Morgen- und Abendtoilette aufstehen. Ich kann versichern, dass meine Zähne noch nie sauberer waren als jetzt. Fünf Minuten putzen, dann ausführlich Zahnseide und mit alkoholfreiem Mundwasser gurgeln.

Der normale Alltag, bestehend aus Arbeit, Connie und Bettina treffen und anderen schönen Dingen, erscheint mir inzwischen sehr, sehr weit entfernt. Ich befinde mich in einer Zeitschleife, sehne ein Ereignis herbei, das ich noch hinauszögern muss. Und es passiert ja schlicht und ergreifend – nichts.

Manchmal bekomme ich Besuch. Einmal sagt Kollege B.:

»Ich beneide dich. Wochenlang einfach nur herumliegen, das muss herrlich sein.«

Fast hätte ich ihm das Krankenhaus-Caprese, bestehend aus einer Handvoll unbehandeltem Friséesalat, einer grünen Tomate und einem Stück steinhartem Mozzarella, an den Kopf geworfen.

Irgendwann kann ich auch nicht mehr im Liegen lesen. Ich habe gerade den »Economist« auf meinem Bauch abgelegt und bin über einem Artikel zum Thema Öl in Nigeria eingedöst, da spüre ich, wie das Baby derart gegen die Bauchdecke boxt, dass es die Seite umblättert. Auch ihm ist offenbar höllisch langweilig. Wir wissen inzwischen: Es ist ein Junge.

Erol bringt mir irgendwann einen Laptop und die erste Staffel der *Sopranos* mit ins Krankenhaus. Immerhin, auch Tony Soprano, Mafia-Boss aus New Jersey, trägt einen weißen Bademantel und Badeschlappen, so wie alle anderen »auf Station«. Die kriminellen Machenschaften der Mafia und Tonys Panikanfälle scheinen eine stabilisierende Wirkung auf meinen Gebärmutterhals zu haben: Bereits seit einigen Tagen habe ich keine vorzeitigen Wehen mehr. Bei der Visite flehe ich den Oberarzt mit der Föhnfrisur an, mich zu Hause hinlegen zu dürfen. Im Notfall würde ich jederzeit zurückkommen. Ich versichere glaubhaft, die vielen Geburten nebenan würden mich mental zerrütten und mir Angst vor dem machen, was da kommt. Sein »Na ja, eigentlich spricht nichts dagegen« feiere ich mit einer extralangen Zahnseide-Session.

Zu Hause ist es eher noch schlimmer. Ich muss herumliegen, während unsere Wohnung im Chaos versinkt. Wie die

Storchenmama auf dem Foto im Krankenhaus habe ich unserem Baby ein Nest bauen wollen. Das geht nun nicht mehr, und manchmal wünsche ich mir albernerweise eine Fernsteuerung für Erol. Wenigstens haben wir schon ein Bettchen und einen Wickeltisch parat gestellt.

Ich jedoch weine bitterlich über die Tatsache, dass ich nun die Fugen im Bad nicht mehr frisch weißen kann, wie ich es mir vorgenommen hatte. Herumliegen müssen ist nichts für schwache Nerven – vor allem nicht, wenn draußen die Stadt vor Hitze überkocht.

Eines Nachts, ich schwitze, ohne mich zu bewegen, bin ich so verzweifelt, dass ich einfach aufstehe, ein Kleid überwerfe und das Treppenhaus hinabsteige. Ich halte meinen Bauch fest, als sei er ein Basketball, der mir im Spiel abgenommen werden soll, und schlurfe die Straße im Schein der Laternen hinunter. Beim Kiosk kaufe ich eine Flasche alkoholfreies Bier und setze mich auf eine Bank. Eine Zigarette wäre jetzt schön! Ich seufze und schlurfe wieder nach Hause, wo ich es gerade noch schaffe, mir die Nägel meines rechten Fußes mit »Peach Sorbet« zu lackieren, bevor ich einschlafe.

# August

## Zwei Kraftwerke nehmen ihre Arbeit auf

*Wie meine Brüste die Aufmerksamkeit einer
Nachtschwester erregen, eine elektrische Milchpumpe
ihre Funktion aufnimmt und das Facility Management winzige Mengen von Kolostrum mit der Rohrpost verschickt.*

Zweiundreißigste Schwangerschaftswoche. Gegen vier
Uhr in der Früh platzt die Fruchtblase. Ich wache von
diesem Geräusch auf, es war ein dumpfes »plopp«. Im Bett
bildet sich eine feuchte Stelle, also lege ich mich auf die
Dielen vor den Kleiderschrank und befehle Erol, den Krankenwagen anzurufen. Ich hätte es ja selbst gemacht, aber
ich habe mit einem Mal unbeschreibliche Schmerzen. Erol
spurtet zum Telefon und wählt die 112.

Ich höre nur, wie er sagt: »Dann gucke ich mal nach!«

»Was willst du nachgucken?«, presse ich hervor.

»Die wollen wissen, ob das Köpfchen schon zu sehen ist!«

»NEIN!«, brülle ich, obwohl, sicher bin ich mir nicht.

»Und wo ist deine Versichertenkarte?«

Die beiden angerückten Sanitäter gleichen Holzfällern. Sie setzen mich auf eine Art Sänfte und tragen mich in den Krankenwagen. Klappe auf, ich und ein Holzfäller rein. Rums, Tür zu. Wohin? – Uniklinik.

So viel zu meinem Vorsatz, eine achtsame Geburt bei den Anthroposophen hinzulegen. Meine gestalterischen Ideen sind jetzt egal, es geht nur noch um eine Frühgeborenen-Intensivstation, die was taugt.

Im Krankenhaus angekommen, legen sie mich auf eine Pritsche unter ein weiteres Bildnis eines Storches mit langem, rotem Schnabel. Dann werde ich in einen Kreißsaal geschoben. Man verabreicht mir Wehenhemmer, die nichts bewirken, im Gegenteil. Ich zerfetze jede einzelne Brechschale aus Papier mit bloßen Händen in immer kleinere Schnipsel. Zwischendurch unterschreibe ich die AGBs des Uniklinikums: dass man mich operieren darf, Bluttransfusionen okay sind, ja, ich stelle meine Leiche sogar der Wissenschaft zur Verfügung. (Kann man das eigentlich irgendwo widerrufen?)

So vergehen die Stunden. Einige Highlights: Der zukünftige Mitsorgeberechtigte bittet die Hebammenschülerin um ein Aspirin. Sie glaubt, es solle für mich sein.

»Das hilft Ihrer Frau nicht.«

Ich umschließe einen Massage-Igel so fest mit meiner

Hand, dass sie blutet. Im Kreißsaal nebenan schreit eine Frau laut um Hilfe.

Ich stimme mit ein: »Hilfe!«

Eine Schwester fragt entgeistert, ob ich keinen Geburtsvorbereitungskurs gemacht hätte. Tja, unserer wäre nächstes Wochenende. Ich muss noch mehr Papiere unterschreiben. Alle Zeichen stehen jetzt auf Kaiserschnitt. Erol geht telefonieren.

Eine SMS von Bettina trifft ein: »Halte durch! Wir denken alle an Dich! Ganz viel Kraft!«

Eine SMS von Connie trifft ein: »Kaiserschnitt ist doch super. Save your love channel, Süße. XX«

Eine SMS von meiner Mutter trifft ein: »bIN uNTER-WEGS zU eEUCH. Hals- und Beinbruch. Küsschen, Mama.«

Alle drei Nachrichten werde ich nie löschen.

Unter dem Einfluss des Tarantino-Films vom Informationsabend frage ich in einer Wehenpause eine Hebammenschülerin, wann denn der Einlauf an der Reihe ist.

»Müssen Sie denn noch mal groß?«, fragt sie.

»Na ja, Sie werden verstehen, dass ich das gerade nicht so hundertprozentig einschätzen kann«, antworte ich.

»Dann gehen Sie eben jetzt zur Toilette.«

Habe ich mich verhört? Wie soll das gehen? Ich glaube nicht, dass ich noch laufen kann. Geschweige denn, auf halbwegs zivilisierte Weise meinen Darm entleeren.

»Das schaffen Sie. Ihr Mann stützt sie. Und schließen Sie sich bitte nicht ein.«

Irgendwann kommt der Augenblick im Leben eines Men-

schen, da wird er nackt und roh vom Elementarsten durch-
geschüttelt. Meiner ist jetzt. Das denke ich, als ich mich an
den Griffen, die sicher für Rollstuhlfahrer montiert wurden,
in Richtung Toilette schiebe. Außer mir brülle ich Erol an, er
solle die Tür von außen schließen – er aber schüttelt den
Kopf und hält weiter meine Hand. Niemals vor dem Partner
aufs Klo gehen. Das haben wir uns am Anfang unserer Ro-
manze feierlich geschworen. Bis jetzt haben wir uns daran
gehalten.

Irgendwann tritt eine Delegation von attraktiven Medizi-
nern, alle tragen Dreitagebart, an uns heran:
»Kaiserschnitt – Sie sind die Übernächste. Machen Sie
sich keine Sorgen, Sie werden wieder ein Bikinihöschen tragen können, nur so wegen der Narbe meine ich.«
Meine größte Sorge wird so entkräftet, und ich begebe
mich freimütig in den Operationssaal.

Wie sich ein Kaiserschnitt anfühlt? Stellen Sie sich vor, Sie
sind eine Salatschüssel, die auf einem wackeligen Tisch
steht. Bevor die Gäste kommen, nimmt eine resolute Haus-
frau das große Salatbesteck und mischt etwa zwanzig
Minuten Dressing unter das Grünzeug. Gleichzeitig kommt
ein grüner Duschvorhang immer näher auf Ihr Gesicht zu,
dahinter murmeln Stimmen:
»Weiter links. Weiter links. Ich sagte: weiter links. Gut.
Ja.«
Schräg hinter Ihnen steht der Mensch, mit dem Sie das
Leben teilen, und Sie erkennen an seiner zitternden Unter-
lippe ganz genau, dass Sie nicht alles sehen, was er sieht.
Plötzlich entsteht Hektik, und Sie denken: »Ist das gut?«

Eine nette Anästhesistin mit goldgefasster Brille beugt sich lächelnd über Sie. Die Welt verschwimmt. Oberschwester Hildegard. Dankbarkeit. Sie werden zugenäht und schlafen.

Beim Aufwachen bin ich immer noch sehr zugedröhnt vom Anästhesie-Cocktail. Ich befinde mich auf der Wöchnerinnenstation, aber ohne den Hauptdarsteller. Der sei in der Neonatologie und einigermaßen wohlauf, wie eine Schwester mir erklärt. Sie habe sicher Verständnis dafür, dass ich da mal kurz vorbeischauen wolle, frage ich. Sie lacht, nickt und schiebt mich samt Bett in den Aufzug. Am Ende sehe ich eine durchsichtige Box. Darin liegt unser Baby, das aussieht, als sei es soeben nach langem Kampf k.o. gegangen. Tim.

»Auf den passen wir ab sofort immer auf«, sagt Erol und drückt mich.

»Aua! Eh klar«, lalle ich benommen.

Die zweite Nacht nach dem Kaiserschnitt. Tim wird auf der Frühchenstation im ersten Stock des Bettenhochhauses überwacht, ich liege in einem Zweibettzimmer in der zwölften Etage und soll schlafen. Blaues Großstadtlicht fällt durch das Krankenhausfenster, eine S-Bahn quietscht über die Gleise. Mir ist heiß, und irgendetwas ist mit meinen Füßen nicht in Ordnung. In Zeitlupe strampele ich das Laken meines Krankenhausbettes zur Seite.

Tatsächlich: Schlampig pedikürt, dick und rot, wie Hummer-Pantoffeln von NANU-NANA leuchten meine Füße im Dunkeln. Was war das? Ich taste nach dem Klingelknopf. Zum Glück bin ich allein und störe keine Mitwöchnerin. Eine schlaftrunkene Nachtschwester erscheint.

»Ick würde gerne Ihren Busen ankieken«, konstatiert sie.

»Warum denn das«, frage ich mit trockener Kehle. »Es geht doch nur um meine Füße, mit denen stimmt was nicht!«

Die Nachtschwester sieht mich müde an: »Jeschwollene Füße, det kann beim Milcheinschuss schon mal passieren. Also her mit dem Busen.«

Gemeinsam knöpfen wir mein Nachthemd auf. Ein paar mitleidige »Ach Gottchens« später hat die Nachtschwester zwei rechteckige Kühlkissen in Stoffwickeln herangeschafft, die ich mir links und rechts auflege. Danach kippe ich eine Flasche Spreequell naturelle, ohne abzusetzen.

Während es hinter der Reichstagskuppel zu dämmern beginnt, nehmen meine beiden Körperkraftwerke ihre Produktion auf. In BH-Größen klingt das so: von 75B zu 80D. Ich gleiche einer Protagonistin aus dem Trash-Fernsehen, der nach der geglückten Brust-Vergrößerung der Druckverband abgenommen wird. Wo früher zwei weiche, kleine Brüste waren, stehen nun zwei pralle, von sichtbaren Adern durchzogene Betonberge von meinem Oberkörper ab. Dieser Busen hat nichts mehr mit mir zu tun. Oder, wie die resolute Nachtschwester meint:

»Dolly Buster is' nischt dagegen.«

In jener Augustnacht drücke ich die Kühlkissen fest an mich. Ich stehe am Anfang einer weiteren Transformation. Jeder sagt einem, dass man seinen gewohnten Körper während einer Schwangerschaft Tag für Tag mehr verliert, so, als habe man keinen Schlüssel mehr zu seiner eigenen Wohnung. Niemand aber sagt einem, dass der eigene Körper auch nach der Geburt weiter ausgelassene Partys feiert, bei denen man höchstens noch ein geduldeter Gast ist.

Ich rufe in der Neonatologie an.

»Ihr Tim schläft ganz friedlich«, heißt es.

Warum kann er nicht bei mir sein? Krankenhausnächte können so verdammt lang sein.

In den frühen Morgenstunden werde ich von einer Medela-Vertreterin mittleren Alters geweckt. Sie hat einen Plastikkoffer dabei und bittet mich um meine Unterschrift. Mehrmals erwähnt sie das »wertvolle Kolostrum«, das mein Baby jetzt sicher gut gebrauchen könne. Sie baut eine vanillefarbene Gerätschaft neben meinem Bett auf, befestigt transparente Schläuche an den trichterförmigen Plastikaufsätzen, schraubt Flaschen an und erklärt mir die Handhabung der elektrischen Milchpumpe mit den verschiedenen Saugstärken. Da ist sie nun, meine Melkmaschine. Tim ist noch zu schwach, um gestillt werden zu können. Trotzdem braucht er dringend die sogenannte Vormilch, das Kolostrum – die Konzentration der Antikörper darin ist besonders hoch. Ich muss das Zeug also aus mir herauspressen.

Mit Hilfe von Schwester Michaela setze ich mich im Bett auf – was mit einer frisch vernähten Bauchwunde genauso schmerzhaft ist, wie es sich anhört. Die gute Michaela lobt meinen Eifer und verspricht mir zur Belohnung eine Dosis Schmerzmittel. Ich knöpfe wieder das Nachthemd auf und stülpe den Plastiktrichter mit beiden Händen über meine linke Brust. Unsicher sehe ich Michaela an. Sie nickt und dreht vorsichtig am Rädchen. Die Maschine melkt, ich stöhne erschrocken auf. Das tut richtig weh. Michaela stoppt die Prozedur und holt einen warmen Waschlappen:

»Legge bitte auf Brrrust, damit Milch fließt. Ach ja, wo Fotto von Baby?«

Ich deute auf den Nachttisch, dort befindet sich das Bild eines mit Käseschmiere überzogenen Mini-Kirmesboxers – meines lieben Sohnes. Bisher habe ich nur seine Händchen berühren können, er liegt, Arme und Beinchen von Handtuchrollen gestützt, in einer Art Brutkasten. Heute, hat man mir versprochen, darf ich ihn für kurze Zeit halten. Ich sehne mich so nach ihm. Ich schlucke Sorgen und Tränen herunter.

»Süß«, sagt Michaela, sichtlich bewegt.

»Jetzt bitte auf Fotto gucken, ruhig Tränen fließen lassen und ganz fest an Baby denken, dabei pumpen.«

Sie justiert das Rädchen, und das Pumpen beginnt erneut. Sie reckt den Daumen. Aus Michaela wäre eine gute Sprengmeisterin geworden.

In diesem Moment fliegt die Tür zum Krankenhauszimmer auf. Eine Mitwöchnerin wird von zwei Hünen des Facility-Managements hereingeschoben. Wohlwollend betrachten sie meinen Busen, die Tür zum Flur bleibt offen. Wenige Momente später betreten der Mann der Mitwöchnerin und zwei Jungs, die zwischen zehn und vierzehn Jahre alt sein müssen, das Zimmer. Auch sie beobachten meine Performance mit offenen Mündern.

»Krass«, meint der Jüngere der beiden.

»Porno«, gibt der Ältere, wahrscheinlich sein Bruder, zurück.

Da sickert schon der erste Tropfen Vormilch, gelb und zäh wie Bärenmarke, in den Trichter, sucht seinen Weg in den Schlauch und plumpst in die Plastikflasche.

»Läuft doch«, lobt Michaela, tätschelt meine nackte Schulter und wendet sich der Neuen zu.

Die wenigen Tropfen Kolostrum, die ich meinen Betonbrüsten entlocken kann, werden mit der Rohrpost in den ersten Stock geschickt, wo es dem Kleinen über einen Schlauch durch die Nase in den Magen gespritzt wird. Schwester Michaela hat mir erklärt, dass ich fortan alle zwei Stunden an die Pumpe soll, damit der Milchfluss angeregt wird. Besonders wichtig: die Pumpsitzung um zwei Uhr nachts. Dann nämlich, pünktlich zum Laktationshöhepunkt, schütte der Körper eine Extradosis des Stillhormons Prolaktin aus. Dazwischen immer abwechselnd Kühlkissen und warme Waschlappen.

Zum Frühstück kommt Erol mit dunklen Augenringen, einem Strauß Kamillen und Neuigkeiten aus dem ersten Stock:

»Du kannst jetzt runter, sie warten auf dich.«

Wir klingeln nach den Männern vom Facility-Management, die mich im Bett erst in den Aufzug und dann in die Neonatologie schieben. Ich bekomme einen Schrecken. Wieder einigermaßen klar im Kopf, nehme ich zum ersten Mal die vielen Apparate wahr, zwischen denen unser Sohn – er trägt eine geringelte Strickmütze auf dem Kopf – noch kleiner und noch zerbrechlicher aussieht.

Eine Schwester nimmt ihn aus seinem Nest und legt ihn mir mitsamt den vielen Kabeln fachmännisch aufs Dekolleté. Er zieht die Beine unter den Bauch und presst die Hände in meine Haut. Die Augen fest geschlossen, macht er es sich auf mir bequem. Ich kenne seine froschartigen Bewegungen ja schon aus dem Bauch. Auch die Form seiner Oberlippe kommt mir bekannt vor: Es ist meine.

Ich drücke den Kleinen vorsichtig an mich und lasse mich von einem Schwall bislang ungekannter Zuneigung

mitreißen, da sickert helle Milch aus mir heraus und durch-
nässt innerhalb von Sekunden meine Lieblings-Sweatshirt-
jacke. Mein Freund rupft Papiertücher aus einer Box und
verteilt sie auf meinem Oberkörper. Effektiver als »Fotto«
ist ganz offensichtlich das Wesen aus Fleisch und Blut.

Was heißt hier Wesen?

Es ist Tim, mein Sohn.

# September

## Von Milchpumpen und Stillhütchen

*Wie ich zum Känguru werde, ein Muttermilch-*
*transport ins Schleudern gerät und ich herausfinde,*
*dass man Stillhütchen nicht wirklich auf dem*
*Kopf trägt.*

Unser Kleiner ist also zwei Monate vor dem errechne-
ten Geburtstermin auf die Welt gekommen. Mit ihm
sei so weit alles in Ordnung, versichern die Ärzte immer
wieder. Nur beim Luftholen braucht er noch Unterstützung. Manchmal setzt seine Atmung einfach aus, dann
braucht er etwas »manuelle Stimulation«, wie die Schwestern es nennen, wenn sie ihm sanft in die Füße zwicken.
Schon erinnert sich Tim wieder daran, dass Atmen Leben
ist. Wie lange er im Krankenhaus bleiben muss, wollen die
Ärzte nicht sagen. Eine Schwester tippt auf sechs Wochen.

Was ich für Timmi tun kann, ist recht einfach: Ich soll zwei Tiere auf einmal werden. Eine Kuh für die Milch und ein Känguru. »Kanguruing« bedeutet nichts weiter, als dass das Baby einem nackt auf den Oberkörper gelegt wird. Darüber kommt ein Mulltuch, dann bitte liegen bleiben. So wird eine Extraportion Nähe für das Kind hergestellt. Es wäre ja normalerweise noch fast acht Wochen im Bauch gewesen.

»Kanguruing« wird meine neue Hauptbeschäftigung. Ich lasse mich morgens von den Facility-Leuten zu Tim fahren, desinfiziere mich von Kopf bis Fuß und betrete die Welt der Neonatologie. Es gibt noch eine andere Mutter, sie spricht Romanes und flüstert auf ihr ebenfalls winziges Kind ein: »Respira! Respira!« (Atme! Atme!) Der Apparat, an den ihr Kleines angeschlossen ist, bimmelt ebenso oft wie Tims. Die Schwestern rennen, zwicken – und beruhigen uns. Ich versuche, der rumänischen Mutter, sie heißt Ala, irgendwie zu übersetzen. Vergeblich. Ala ist jedes Mal außer sich. Klagend hebt sie die Hände gen Himmel und schluchzt.

Ich stelle mir vor, wie es wäre, in dieser Situation in Bukarest zu sein, und beschließe, sie einfach zu umarmen. Sie umarmt zurück. Ganz egal, wie verschieden unsere Leben sein mochten – von nun an verbindet uns etwas, das man nur mit Menschen teilen kann, die gerade dasselbe erleben.

Meine und Erols Eltern betrachten das Geschehen durch die Glasscheibe. Sie bringen uns einen kleinen Stofflöwen für Tim mit. Sein Anblick – und die Hilflosigkeit dieser Geste – lassen mich etwa eine Stunde lang heulen. Was soll Tim in seinem Zustand mit einem Kuscheltier anfangen? Die Schwestern haben uns verboten, etwas zu ihm in die

Box zu legen. Keimfreiheit ist das oberste Gebot der Stunde, denn Keime gibt es in den Krankenhäusern wahrlich schon genug.

Alle sagen: »Er sieht doch eigentlich gut aus, schon wie ein richtiges Baby! Er ist stark!«

Es ist der Chor des Optimismus. Mir hilft das gar nicht. Alle wissen schon alles. Niemand stellt eine Frage. Außer Bettina, deren eigene Niederkunft kurz bevorsteht:

»Und, wie geht es dir?«

Sie und ihr dicker Bauch haben auf dem Besuchersessel Platz genommen. Nachdem ich mich ein bisschen ausgeheult habe, legt sie mir die Hand auf den Arm und beugt sich, soweit das möglich ist, vor:

»Die Statistik ist auf deiner Seite: Über neunzig Prozent aller Frühchen, die in der zweiunddreißigsten Woche geboren werden, entwickeln im späteren Leben keinerlei Anomalie.«

Auf Bettinas Zahlenhirn ist eben auch in Zeiten größtmöglicher hormoneller Vernebelung Verlass.

Am nächsten Tag bekommt Tim Gelbfieber und muss nur mit einer Windel und einer Art Schwimmbrille vor den Augen unter einer blauen Lampe liegen. Auch dies, versichern die Ärzte, sei ganz normal, und ich solle mir keine Sorgen machen.

»Das steht ihm noch zu«, wiederholen sie.

Ich glaube ihnen nicht und stehe mit krampfendem Herzen, schmerzender Kaiserschnitt-Wunde und Krankenhaus-Netz-Schlüpfer daneben.

Ala ist wieder außer sich. Sie zetert laut, mag nicht an die Milchpumpe, die in unserem Zimmer hinter einem lächerlich kleinen Paravent steht. Schwestern und Ärzte beschwören sie, doch sie wirft die Plastiktrichter einfach in den Mülleimer. Ich bezweifle, dass sie und ihr Mann verstehen, was hier vor sich geht. Warum gibt es keinen Übersetzer? Schließlich bekommt Ala Medikamente, die ihren Milchfluss stoppen. Sie streichelt den ganzen Tag die Wange ihres Babys.

Nach vier Tagen auf der Wöchnerinnenstation werde ich nach Hause entlassen. Ich komme also ohne Tim in unsere Wohnung mit den ungeweißten Fliesenfugen, und mich packt erneut das nackte Elend. Gerne wäre ich Tag und Nacht bei unserem Kleinen, aber die Schwestern befehlen mir, mich so viel wie möglich auszuruhen, damit die Milch weiter fließen kann. Ich werde noch viel Kraft brauchen, heißt es – nicht unbedingt beruhigend.

Neben unserem Bett baue ich die Medela-Melkstation auf, Erol und meine Mutter sorgen für ausreichend Kühlakkus und warme Waschlappen. Das doppelstöckige Gefrierfach unseres Kühlschranks füllt sich langsam, aber sicher mit Milchflaschen – zweimal täglich fährt mich jemand ins Krankenhaus. Auf dem Schoß halte ich die Kühltasche mit den beschrifteten Muttermilchflaschen wie einen Schatz.

Einmal, ich habe gerade vorsichtig auf dem Beifahrersitz Platz genommen, mein Bauch schmerzt immer noch ziemlich, stürmt unsere Nachbarin aus dem Haus und ruft über die Straße:

»Hey Theresa, bei euch müsste es jetzt doch auch eigentlich so weit sein!«

Ich grinse schief und erwidere: »Bei uns WAR es schon so weit. Letzte Woche.«

Ungläubig schüttelt sie immer wieder den Kopf, nachdem wir ihr die Geschichte stichwortartig erzählt haben. Abends finde ich einen Blumenstrauß vor unserer Tür.

Meine Mutter, die sich bisher nie getraut hat, in der Großstadt Auto zu fahren, wächst über sich selbst hinaus. Schweißgebadet steuert sie den Kleinwagen durch den chaotischen Stadtverkehr Richtung Krankenhaus und zurück. Als an einem besonders schwülen Morgen die Müllabfuhr den Weg versperrt und ich deswegen einen Wutanfall bekomme, sagt sie: »Sei nur wütend. Ist vielleicht besser, als immer alles runterzuschlucken.«

Ich wundere mich in einem fort darüber, wozu sie plötzlich in der Lage ist. Oder wundere ich mich über mich selbst?

Mein Busen wächst langsam, aber stetig weiter, und die Hebamme Helen, die mich in den ersten Tagen zu Hause besucht, rät mir zu einem elastischen Still-BH. Meine tapfere Mutter besucht also für mich die Unterwäsche-Abteilung der Galeria Kaufhof und kommt mit einem superhässlichen »Anita«-Still-BH für ein kleines Vermögen zurück. An den vorderen Verschlüssen sind Häkchen angebracht, so dass man jeweils die eine oder andere Brust freilegen kann, ohne sich komplett zu entkleiden.

Timmi bekommt alle drei Stunden Milch durch eine Sonde – und eine frische Windel. Tagsüber ist das Windeln meine Aufgabe, nachdem mich die Schwestern, die mich grundsätzlich nur mit »Mutti« anreden, eingewiesen haben. Die Windeln sind so groß wie eine Menschenhand, und bei jedem Anheben der Beinchen fürchte ich, sie könnten brechen.

Erol ist nicht so ängstlich. Eines Morgens überrasche ich ihn, als er beim Windelnwechseln aus voller Kehle einen Song von Frank Sinatra singt:

»*Come fly with me*
*let's fly down to Peru ...*«

Tim scheint es zu gefallen. Er schaut ihn mit großen, blauen Augen an. Nach zwei Wochen wird Tim von der Intensivstation auf die Frühchenstation verlegt. Noch am selben Tag, beschließt die diensthabende Schwester Marion, ein echtes Original mit rasierter Punkfrisur, soll »Mutti« zum ersten Mal einen Anlegeversuch unternehmen. Marion plaziert mich auf einem Ohrensessel und legt mir eine dicke Stoffschlange mit Bärchenbezug um die Hüften: das Stillkissen. Sie befiehlt mir, meine Bluse zu öffnen, und reicht mir Tim. Sein Köpfchen halte ich in der linken Hand, der Rest des Kleinen liegt auf der Stoffschlange.

»Und jetzt den Kopf direkt vor die Warze«, sagt Marion und nickt aufmunternd, während sie sich zum x-ten Mal an diesem Tag ihre Hände desinfiziert.

»Ganz locker in den Schultern. Nicht verkrampfen.«

Tims Mund kräuselt sich auf einmal, bevor seine Lippen auseinandergehen. Tatsächlich, er schnappt nach meiner Brustwarze.

»Leckt er?«, fragt Marion.

Äh, ja. Mein Sohn leckt an meiner Brustwarze. Als ein paar Tropfen Milch austreten, schlabbert er die begierig auf. Ich blicke Marion hilfesuchend an.

»Juti«, lobt sie routiniert. »Wenn der Kleene jetze leckt, wird er ooch bald saugen.«

Ich kann es nicht erwarten, dass die Abpumperei bald aufhört – ich produziere deutlich mehr Milch, als der Kleine gerade aufnehmen kann. Das Facility-Management friert alles ein und hortet die Flaschen in der zentralen Kühltruhe. Ich muss jede Flasche mit Datum, Uhrzeit und Namen beschriften.

Von nun an muss ich Tim alle paar Stunden meine Brustwarzen präsentieren, damit er sich an den Anblick gewöhnt und die entsprechenden Instinkte geweckt werden. Ich muss schon sagen: Ich komme mir ziemlich aufdringlich vor. Aber Tim steckt seinen Kopf zwischen meine Brüste und lauscht dem Irrsinn, den ich ihm erzähle. Irgendwann überrasche ich mich dabei, wie ich ihm die sieben Kontinente erkläre:

»Da wäre also Europa, wo wir uns gerade befinden. Es gibt auch noch Amerika, wo Papa und ich waren, bevor du …«

Ich kann ihm viel erzählen – das sei medizinisch notwendig, sagen die Ärzte. Möglichst viel mit dem Kind reden und kuscheln, fordern sie, damit das Baby vertraute Stimmen und Gerüche wiedererkennt. So texten wir ihn zu. Als mir nichts mehr einfallen will, lese ich ihm Rilke aus Reclam-Heftchen vor. Die sind gerade so leicht, dass ich sie über einen längeren Zeitraum mit einer Hand hochhalten kann:

*»Du wirst nur mit der Tat erfasst;*
*mit Händen nur erhellt;*
*ein jeder Sinn ist nur ein Gast*
*und sehnt sich aus der Welt …«*

Einige Tage bleibt es dabei, dass Tim nur an mir schnüffelt. Marion meint, er bekomme meine zierliche Warze nicht

richtig zu packen und rutsche immer wieder ab. Nun habe
die Stunde des Stillhütchens geschlagen. Auf meiner Stirn
bildet sich ein großes Fragezeichen. Marion bedeutet mir,
kurz zu warten, kramt ausdauernd in einer Schublade und
zieht zwei Plastikpäckchen heraus.

»Hier ist einmal Größe Small und einmal Medium«,
erklärt sie.

»Probieren Sie det doch einfach mal aus.«

Mit Timmi auf der Stillschlange reiße ich das Päckchen
auf. Es handelt sich um einen durchsichtigen Plastiknippel – so wie einen Fingerhut – mit drei Löchlein an der
Spitze. Es gibt auch einen flachen Schaft, mit dem man das
Ding an den Busen anpassen kann. Ich setze mir das Hütchen auf und greife mir Timmi. Der schnappt sofort zu, und
nach wenigen Versuchen bemerke ich, wie Milch in das
Plastik rinnt, dann schluckt das Baby, und noch mal und
noch mal. Seine Finger drücken in meine Haut. Nach fünf,
sechs Schlückchen ist er so erschöpft, dass er einschläft.

»Na prima, geht doch«, lobt Schwester Marion und nickt.

»Von nun an geht's bergauf.«

Danke, Stillhütchen.


Die folgenden Wochen werden von einer präzise durchgetakteten Choreographie bestimmt, die ich ohne die Schwestern niemals so genau absolvieren könnte. Tim muss gewogen werden, das Gewicht notiert. Dann lege ich ihn an – er
trinkt in homöopathischen Dosen, oder gar nicht. Wieder
auf die Waage, um die Nahrungsaufnahme zu ermitteln.
Die Differenz zur Soll-Menge in die Flasche füllen. Wieder
trinkt Tim wenig bis gar nichts. Der Rest kommt durch den
Nasenschlauch in den Magen. Häufig spuckt er auch ein-

fach alles wieder aus. Oder er kriegt das Wechselspiel zwischen Atmen – Saugen – Schlucken nicht hin. Dann piepsen die Geräte, und er muss »manuell stimuliert« werden. Nachts bleibe ich zu Hause und pumpschlafe, sonst bin ich bei ihm. Ärzte rauschen rein und raus, die Krankenhaus-Seelsorgerin fragt nach meinem Befinden.

Ich erzähle: »Die Ärzte sollen mich nicht für dumm verkaufen. Ich will bitte bei den Visiten dabei sein!«

Die Seelsorgerin: »Aber die sprechen fachchinesisch. Das verstehen Sie nicht.«

»Ganz ehrlich: Ich traue mir zu, das zu verstehen.«

»Und wenn nicht? Dann machen Sie sich doch nur überflüssige Sorgen!«

»Wenn es Grund zur Sorge gibt, bestehe ich auf mein Recht, mir welche machen zu dürfen.«

»Sind Sie Rechtsanwältin?«


Meine Mutter bekommt einen Schnupfen und darf nicht mehr auf die Neonatologie. Ich kaufe mir eine Mensa-Karte für die Kantine der Universität, die in Laufweite zu erreichen ist – und sitze jeden Mittag wie ein Fremdkörper zwischen den Studenten und esse Gemüsebratlinge, während Timmi weiter überwacht wird.

Eines Morgens nähere ich mich dem Krankenhaus und stutze. Streik! Das versammelte Facility-Management hat orangefarbene Plastiksäckchen an und pustet in Trillerpfeifen. Der Hüne, der mich vor kurzem noch im Bett herumgefahren hat, gibt mir ein Flugblatt. Ich denke nur daran, wer jetzt wohl die Wöchnerinnen zu ihren Babys fährt?

Als ich auf Station ein Stillhütchen aus der Schublade

nehmen will, ist da keins. Timmi heult schon, er hat Hunger. Nervös frage ich Marion.

»Gibt's heute nicht«, bellt sie. Sie wirkt gestresst.

»Facility-Management streikt!«

So erfahre ich, dass die Hünen auch fürs Sterilisieren der Plastiknippel zuständig sind. »Geben Sie mir einen gebrauchten, ich koch ihn selber ab«, fordere ich unwirsch, aber die Schwester war schon längst im nächsten Zimmer.

Ich versuche es ohne Stillhütchen, aber es klappt nicht. Tim schnappt mit erstaunlichem Willen nach der Warze, aber sie rutscht ihm jedes Mal wieder aus dem Mund. Ich kiekse vor Schmerzen, Milch sickert in mein Unterhemd. Tim heult jetzt richtig laut, so habe ich ihn noch nie gehört, und sein kleiner Körper versteift sich. Plötzlich bimmelt der Alarm. Tim hat sich beim Trinken und Brüllen verschluckt und bekommt nun keine Luft mehr. Die Schwester kommt schnellen Schrittes zurück und zwickt ihn. Zum Glück schnappt er gleich wieder geräuschvoll nach Atem. Nach einer kleinen Ruhepause versuchen wir es noch mal mit dem Füttern, diesmal mit der Flasche, es dauert gefühlte Stunden. Mein Nacken und meine Schultern sind steif. Als Tim endlich satt in meinem Arm liegt, bezweifle ich, dass ich das jemals alleine hinbekommen werde. Und nehme mir vor, ein Set ganz privater Stillhütchen anzuschaffen.

Erol kommt dazu und erinnert mich an die Fotos im Krankenhausflur. Wie oft habe ich diese Vorher-Nachher-Bilder schon angeschaut. Marvin, drei Monate zu früh, im Prinzip kaum vorhanden – und ein Jahr später, drall, Kuchen essend im Hochstuhl. Felix und Anna, auf dem Vorher-Foto hohlwangige Zwillinge, auf dem Nachher-Bild sich umarmend am Tag ihrer Einschulung. Werde ich auch eines Tages so ein Foto verschicken? Und wer denkt an die Kinder, die gestorben sind?

Der Arzt macht uns Mut. Er werte es als Fortschritt, dass ich Tim stillen kann.

Die Schwestern glauben: »Der Knoten wird schon bald platzen.«

Und: »Jungs hängen immer ein bisschen hinterher.«

Was, ehrlich? Na ja. Ich bin unendlich dankbar.


Tim trinkt immer besser an der Brust. Trotzdem habe ich immer noch viel mehr Milch, als er braucht. Erol weckt mich nachts:

»Theresa, du musst abpumpen!«

Ich pumpe zweimal hundertachtzig Milliliter ab und lasse mich erschöpft in die Kissen fallen. Erol steht auf, beschriftet Etiketten und friert alles ein. Ich ernähre mich fast ausschließlich von Mensafraß und Milchreis mit Apfelmus, den meine Mutter für mich kocht. Auf meinem Nachttisch liegen Tüten voller Studentenfutter und eine Mega-Packung Stilleinlagen.

Connie besucht mich auf der Station. Ich probiere, ihr meinen Alltag zu erklären, während sie angestrengt das Sandmännchen-Fensterbild betrachtet, um nicht meine Riesenbrust sehen zu müssen, die laktationsbereit auf dem Stillkissen liegt. Sie hat mir eine »Spex« und einen »Rolling Stone« mitgebracht, damit ich auch mal auf andere Gedanken komme.


Die Nächte werden frischer. Eines Abends meint Schwester Marion, Tim und ich seien nun bereit fürs Rooming-in. Ich habe bereits eine ganze Weile ehrfurchtsvoll das Eltern-

Kind-Zimmer beobachtet. Es ist dazu da, Mütter zu testen, ob sie achtundvierzig Stunden am Stück ganz allein mit dem Baby auskommen – mit direktem Draht ins Schwesternzimmer, für den Notfall. Ich bin sehr aufgeregt und fühle mich, als hätte ich gerade im Lotto gewonnen, ohne überhaupt einen Schein ausgefüllt zu haben. Übermorgen soll ich ein gepacktes Köfferchen mitbringen und wieder ins Krankenhaus ziehen.

Alle freuen sich für uns, doch am folgenden Abend teilt uns die Schwester mit, es täte ihr sehr leid, aber der Oberarzt habe anders entschieden. Das Rooming-in solle erst in einer Woche stattfinden. Und so verbringe ich sechs weitere Tage »auf Station«. Zunächst enttäuscht, dann wieder hoffend. Ich bin mittlerweile offenbar ein Fall für die Seelsorgerin – auf einmal schaut sie jeden Tag bei mir vorbei und fragt, wie es mir geht. Ich erwidere, es würde mir sehr viel besser gehen, wenn ich endlich Timmi seinen eigenen Strampler anstatt der Krankenhaus-Einheitsware anziehen dürfe und wenn dieses schreckliche Sandmännchen-Klebebild vom Fenster entfernt würde. Und vor allem wäre es hervorragend, wenn die Schwestern mich endlich »Frau Thönnissen« und nicht länger »Mutti« nennen würden …

Eine Woche später bekomme ich einen Anruf: Das Rooming-in-Zimmer sei nun bereit für uns. Es ist nicht irgendein Tag, sondern Wahlsonntag. Der Senat soll neu gewählt werden, und als sei das noch nicht genug, will Erol »kurz« beim Junggesellenabschied eines alten Freundes »vorbeischauen«.

So beziehe ich das Zimmer allein. Tim wird in einem Bettchen am Monitor hineingerollt – und ich lege mich auf

das Krankenhausbett. Tim schläft, es gibt nichts für mich
zu tun. Es dauert nicht lange, da betritt mein Freund mit
seinem, zum Glück noch nicht ernstlich alkoholisierten
Tross, den Raum, um sich zu verabschieden.

»Viel Glück«, ruft er noch, als sei dies alles allein meine
Sache.

Durch meinen Bauch schwappt eine große Welle Wut –
auch auf mich selbst, weil ich ihm zugeredet hatte, mal wieder eine Party zu feiern, während zwei Drittel seiner Familie im Krankenhaus liegen.

Ich stille und summe, wickele und schaukele, döse und
streichele, bis die Wahllokale schließen. Meiner demokrati-
schen Bürgerpflicht bin ich zum ersten Mal in meinem Leben
nicht nachgekommen. Ich nehme mein Reclam-Heft zur
Hand und versuche zu lesen. Irgendetwas stimmt nicht.
Aber was? Tim schlummert im Körbchen und seufzt leise.
Mit ihm ist alles in Ordnung. Aber mit mir nicht! Den ganzen Tag über habe ich weder gegessen noch getrunken.
Hungrig schleiche ich über den Flur. Werden mir Minus-
punkte angerechnet, wenn ich die Schwester bitte, kurz aufzupassen, damit ich mir etwas zu essen besorgen kann? Egal.
Ich sage Bescheid, streife die Jacke über und schlurfe, vorbei
an den Rauchern vor der Krankenhauspforte, zum Italiener
an der Ecke. Kurze Zeit später klingele ich an der Neonatologie – mit einem Pizzakarton in der Hand. Es kommt zum
handfesten Streit mit der diensthabenden Nachtschwester.

»Sie können keen Pizza essen hier drin!«

»Aber ich habe HUNGER!«

»Dann bestell'n Se unser Essen!«

»Bitte? Graubrot mit Plastikkäse? Das kann ich nicht
mehr sehen!«

Die Schwester hat immer noch nicht auf den Summer gedrückt. Wie ein Bittsteller stehe ich vor der Tür und verliere langsam die Nerven. Ich entscheide mich, die Pizza auf der Sitzgruppe vor dem Eingang zum Kreißsaal zu vertilgen, und schenke das letzte Viertel einem dankbaren Vater-to-be. Dann klingele ich erneut, und ohne Diskussion lässt man mich herein. Ich sehe die Nachtschwester bereits notieren: »Keine Entlassung. Lässt ihr Kind für Pizza allein. Vermag weder sich noch andere zu ernähren.«

Ich nehme den schlafenden Tim aus dem Bettchen, sortiere seine Verkabelung und nehme ihn mit in mein Bett. Irgendwann falle ich in den leichten Schlaf der Mütter und erwache, als der Baum im Hof sein erstes Blatt verliert. Es ist mitten in der Nacht. Durchs Fenster sehe ich, wie die Wolken wie zerfetzter Krankenhaus-Mozzarella am Himmel vorbeijagen. Tim knurrt ganz leise und schmatzt.

»Bald«, flüstere ich, »nehme ich dich mit nach Hause.«

# Oktober

## Die Raupe Nimmersatt

*Wie ich beinahe für zwei Bananen töte, an der
Hebamme Helen verzweifle und mir vor
Kurt Krömers Augen im Rathaus die Bluse aufreiße.*

In einem der vielen Päckchen, die wir zur Geburt unseres
Sohnes bekommen, befindet sich der Bilderbuchklassiker
von Eric Carle *Die Raupe Nimmersatt*. Meine Seelenver-
wandte, die Raupe, frisst sich zunächst durch Obst, was sie
aber unbefriedigt zurücklässt. Dann folgen Würstchen,
Käse, Früchtebrot, Eis, Törtchen und noch vieles mehr,
damit aus ihr ein wunderschöner Schmetterling werden
kann. Wie viele Kalorien das wohl sind? Sicher mehr als
zweitausend täglich. So viel darf eine Stillende nämlich verzehren – zusätzlich zum normalen Bedarf.

Ich glaube, ich habe noch nie so viel im Leben gegessen

wie während der ersten Zeit mit Tim zu Hause. Zum Glück hat der Supermarkt in unserem Viertel bis 24 Uhr geöffnet. Meinen Freund jage ich daher regelmäßig aus dem Haus, um Nachschub zu besorgen.

Schon nach etwa einer Minute stillen knurrt mein Magen, egal, ob ich vorher gegessen habe oder nicht. Die Sushi-Platte und das Bircher-Müsli von eben? Einfach durchgerauscht. Verpufft. Oder besser: erfolgreich in Muttermilch umgewandelt.

Besonders schlimm ist es in einer der letzten milden Nächte Anfang Oktober. Erol ist ausgegangen. Draußen feiern die jugendlichen Gäste der umliegenden Hostels das Leben mit Wodka-Cranberry, ein Paar streitet sich auf offener Straße – es ist unmöglich, bei geschlossenem Fenster zu schlafen. Ich liege im Feinrippnachthemd rücklings quer über dem Ehebett und höre gezwungenermaßen zu.

Als die Digitalziffern des Radioweckers kurz vor vier zeigen, beginnt das Baby zu schreien. Ich nehme den Kleinen aus seinem Gitterbettchen und lege ihn an. Saug-schmatz-schluck. Saug-schmatz-schluck. Sein Glucksen bereitet mir ein wohliges Gefühl. Bald wird er sicher satt und zufrieden einschlafen und ich hoffentlich auch.

»Weißt du was? Ich hasse dich! Ich hasse dich! Ich hasse dich!« Draußen geht es weiter. Eine Spur von Zigarettenrauch weht durchs offene Fenster, dann tritt einer der Streithähne mehrmals gegen die Baustellenabsperrung in unserer Straße. Das Schimpfen wird leiser. Ich seufze. Warum können die Leute sich nicht einfach vertragen?

Der Kleine hat meine Brust losgelassen. Mit geöffneten Lippen liegt Tim nun friedlich in meiner Armbeuge, die

Arme hängen schlapp herunter, ein dünner Milchfaden rinnt aus seinem Mundwinkel. Er atmet leise und gleichmäßig. Ich küsse ihn behutsam auf die Wange, lege ihn ins Bettchen und umschleiche die schrecklich knarrende Holzdiele geschickt auf dem Weg in die Küche.

Wie singt Udo Jürgens?

*»Im Kühlschrank brennt noch Licht oh, oh, oh*
*Das letzte Licht der Nacht*
*Die Nacht kann ohne dich für mich*
*Nur dunkel sein«*

Um es kurz zu machen: Im Gemüsefach liegt nur noch ein abgelaufener Walnuss-Joghurt. Und ich mag keinen Walnuss-Joghurt. Ich beginne, die Küchenschränke zu durchsuchen. Da! Ein Müsliriegel. Wie gewonnen, so zerronnen. Mir ist flau, meine Knie flattern schwächlich. Ich brauche mindestens zwei Bananen, um schlafen zu können. Kein Schlaf = keine Chance, den morgigen Tag zu überleben. Aber es liegen keine dieser herrlichen gelben Früchte in der Obstschale! Keine Bananen = kein Schlaf = keine Chance, den morgigen Tag zu überleben!

Bleibt nur der Spätverkauf an der nächsten Straßenecke. Meine Rettung. Auf Zehenspitzen tapse ich zurück ins Schlafzimmer und ziehe einen Jogginganzug über mein Nachthemd. Mit einem Knopfdruck aktiviere ich das Babyfon. Dreihundert Meter Reichweite müssten ungefähr hinkommen, rechne ich mir aus. Die Batterien des mobilen Empfangsteils habe ich kürzlich erst aufgeladen, trotzdem beschleicht mich natürlich ein ungutes Gefühl.

»Baby starb in Flammen: Mutter wollte Bananen«, titelt mein innerer Boulevardzeitungstexter. Ich nehme die Schlüssel, lasse die Tür ins Schloss fallen und gehe los.

Kurz vor dem Kiosk blinkt das Babyfon rot. No Signal! Das Ding hat die Funkverbindung verloren. Solle ich es riskieren? Nein. Oder? Probehalber gehe ich ein paar Schritte vor und wieder zurück, wie bei der Echternacher Springprozession. Die Tür zum Späti ist vielleicht noch fünf Meter entfernt, ich kann die Bananen durchs Schaufenster sehen. Also Augen zu, Rettungsobst kaufen, raus aus dem Laden, Babyfon leuchtet wieder grün. Ich atme aus und reiße heißhungrig eine Banane auf.

Wie mild es ist, denke ich. Ist eh viel zu schön zum Schlafen. Ich spüre die Leichtigkeit einer durchgemachten Nacht, sogar ohne den Chardonnay- und Zigarettenverstärker. Da meldet das Babyfon eine Bewegung: Es ist aber kein Schreien zu hören, sondern ein Knacken, ein Rasseln. Sind das etwa Schritte? Ich setze zum Spurt an. Im Hausflur, mein Mund war staubtrocken vor Angst, höre ich eine wispernde Stimme aus dem Empfangsteil:

»Theresa? Theresa, ich fass es nicht, wo bist du?«

Dann erklingt die Stimme wieder, diesmal durch die Wohnungstür. Erol ist zurück.

»Spinnst du«, schreie ich ihn an. »Wie kannst du mir solche Angst einjagen?«

Erst dann merke ich, wie erschrocken er aussieht. Wir beruhigen uns erst, als die Nachbarn genervt an die Wand klopfen.


Die letzten Tage sind aufregend gewesen. Wir haben Timmi in seinem neuen Kinderwagen nach Hause gefahren. Ich bin weniger Freude als ein Klumpen Angst gewesen: Würde er die Stadtluft überhaupt vertragen? Was, wenn ein Radler nicht rechtzeitig abbremsen kann? Und der Straßenmusiker an der Ecke – wie um Himmels willen würde Tim, der eigentlich immer noch vier Wochen im Mutterleib sein müsste, diese vielen neuen Reize verarbeiten? Und die Nachbarin, die sich über den Wagen beugt – hat die nicht eine Triefnase? Ich vergaß, dass ein kleiner Mensch für all das gemacht ist. Die Wochen im Krankenhaus haben mich es vergessen lassen.

Zu Hause angekommen, haben wir ihn auf unser Bett gelegt und bewundert. So ganz ohne Kabel und Krankenhauswäsche hat er fast ein bisschen fremd ausgesehen. Die Wucht der Verantwortung traf uns, voll auf die Zwölf. Erol knipst den Wasserkocher an.

»Ich mach dir einen Fenchel-Anis-Tee, ja?«

»Okay.«

Mit den Teebeuteln, die überall herumliegen, habe ich mich schon abgefunden. Manchmal drücke ich sie der Einfachheit halber auf Stilleinlagen aus. Mein Freund sammelt den Müll tapfer ein und trägt ihn weg. Nicht mehr lange und er wird wieder arbeiten gehen. Dann muss ich probieren, nicht vollkommen zu verwahrlosen.


Zum Glück zwingen mich auch die regelmäßigen Besuche von Helen, der Hebamme, etwas Ordnung zu halten und Struktur in meine Tage zu bringen. Helen ist groß und füllig und strahlt eine natürliche Autorität aus. Sie wirkt patent, was ich gut finde, glaubt aber an die Wirkung von Globuli und allerlei alternativer Heilmethoden. Als Tim einmal zwei Tage hintereinander keinen Stuhlgang hat, empfiehlt sie uns, aus der Apotheke Babylax zu holen – ein mikroskopisch kleines Einlauf-Set für Säuglinge. (Das Problem löst sich natürlich von selbst.) Und als er Koliken bekommt, bringt sie uns ein ebenfalls mikroskopisch kleines Kirschkernsäckchen, das wir im Backofen aufwärmen sollen, um es Tim aufs Bäuchlein zu legen. (Funktioniert nicht, weil Tim es abschüttelt.)

Bewundernswert finde ich hingegen, mit welcher Leichtigkeit sie Tim durch die Gegend wirbelt. Es scheint so, als seien die beiden durch zwei Magneten miteinander verbunden. Außerdem konzentriert sich Helen vollkommen auf Tim, wenn sie ihn wickelt. Sie ist wohl das, was man »zugewandt« nennt. Tim spürt das und wird bei Helen ganz ruhig. Ich versuche, mir das abzuschauen. Ich habe Helen nach dem Zufallsprinzip ausgesucht. Heute würde ich niemals mehr eine Hebamme beschäftigen, die keine eigenen Kinder hat. Es klingt gemein, aber: Ich steige ja auch in kein Taxi mit einem Fahrer ohne Führerschein.


Darf man eigentlich beim Stillen fernsehen? Verlockend ist es, ehrlich gesagt, schon – so gemütlich auf dem Sofa, vom Stillkissen umschlungen, die Fernbedienung in der Hand. Doch es fühlt sich auch ziemlich falsch an. Soll man sich nicht ganz dem Baby zuwenden? Spürt Tim, wenn ich nebenher ganz leise *Lindenstraße* schaue?

Ich schlage bei eltern.de nach. Da steht:

»Kaufen Sie sich am besten Funkkopfhörer und plazieren Sie sich für die tägliche Nachrichtensendung oder einen Teil Ihrer Lieblings-Soap so, dass Ihr Baby den Bildschirm nicht im Blick hat. So hat's Ihr Baby leise und entspannt – und Sie verpassen nicht, was in der Welt geschieht.«

Wirklich? Mit Kopfhörer stillen? Käme mir auch wieder herzlos vor.

Dabei habe ich Glück: Tim ist schnell beim Stillen. Er

stürzt sich regelrecht auf die Brust, saugt stetig und kräftig, bis er satt ist. Ich merke genau, wann er seine Mahlzeit abgeschlossen hat. Andere Babys nehmen nur alle zwanzig Sekunden ein winziges Schlückchen, um sich danach von der Anstrengung zu erholen. Es gibt Mütter, die am Tag auf bis zu sechs Stunden Stillzeit kommen. Wie das schlaucht, mag ich mir gar nicht vorstellen.

»Stillen nach Bedarf« – so lautet das Credo von Hebamme Helen. So bin ich allzeit bereit, schon allein deswegen, weil ich ja anfangs keine Ahnung habe, wie viel Tim wirklich zu sich nimmt. Während im Krankenhaus ganz genau gewogen wurde und die Schwestern alle Werte fein säuberlich notierten, bin ich schon nach wenigen Tagen vollkommen aus dem Konzept.

Zwar habe ich gegen den Rat von Helen in der Apotheke eine Babywaage ausgeliehen, doch manchmal bin ich so sediert, dass ich Tim einmal mit Strampler und dann wieder ohne wiege, dann wieder mit voller Windel und ohne. Da meine Ergebnisse also alles andere als zuverlässig sind, nimmt Erol sich der Sache an. Zu meiner großen Erheiterung entwickelt er Piktogramme für »linke Brust« und »rechte Brust« sowie »leere Brust« und »volle Brust«, damit ich Tim auch brav abwechselnd anlege. Das alles notiert er in eine Kladde, die auf seinem Nachtkästlein liegt.

Also gut, wenn fernsehen doof ist – wie ist es dann mit Skype? Ich richte mir einen Account ein und rede so stundenlang mit meiner Mutter auf dem Land. Es ist fast ebenso nett wie zusammen in der Küche hocken, nur dass ich sie mit Tim an der Brust auf dem Bildschirm beim Bohnenschnibbeln beobachte. Meine Mutter freut's auch, und ich

erfahre nebenher den neuesten Tratsch aus unserer Großfamilie. Die Cousine ist wieder schwanger, die Großtante
schaut zu tief ins Glas und in der nächsten Kreisstadt
musste das Kino schließen … Wie lange haben wir nicht
mehr einfach so gequasselt!

Was das Thema »Wer-arbeitet-wann-wie-lange« angeht,
hatten Erol und ich bereits während meiner Schwangerschaft wilde Kämpfe ausgefochten. Ich hatte auf eine faire
Trennung plädiert – er sieben Monate, ich sieben Monate.
Wochenlang war ich keinen Fußbreit davon abgerückt.
Doch obwohl es in meinen Augen keine gerechtere Lösung
gab, forderte mein Mann: ich zehn Monate, er vier. Beruf-
lich angespannte Situation und so. Er hatte gerade einen
Jobwechsel hinter sich und mochte nicht so lange ausfallen.
Ich dagegen befand mich im sicheren Hafen einer Fest-
anstellung und wurde zudem etwas besser bezahlt – so dass
sich die Sache mit dem Elterngeld wenigstens lohne.

Jetzt, nach der Geburt von Tim, stimme ich jedoch sofort
ohne weitere Bedingungen zu: Ich kann mir einfach nicht
vorstellen, nur ein gutes halbes Jahr nonstop für ihn da zu
sein. Am liebsten würde ich die vollen vierzehn Monate
alleine nehmen. Und ich empfehle jetzt jeder schwangeren
Freundin: »Warte mit der Entscheidung, bis das Kind da
ist.« Wahrscheinlich ist es meine Schuld, dass so viele Väter
in unserem Freundeskreis nur die beiden »Pflichtmonate«
Elternzeit nehmen. Ich bin echt froh, dass ich nicht konse-
quent geblieben bin.

Elterngeld – das bleibt meine Hauptbeschäftigung in den
folgenden Tagen. Ich stapele Häuflein mit Gehaltsabrech-

nungen, Versicherungsnachweisen und sonstigen Formularen. Betroffen stelle ich fest, dass ich in den vergangenen Jahren ohne Personalausweis gelebt habe – nur mit Reisepass, in dem die Meldeadresse ja nicht verzeichnet ist. Ich ziehe für ein paar Tage ins Rathaus. Mit Tim im Wagen. Zum ersten Mal stille ich in der Öffentlichkeit, genauer gesagt, im Warteraum des Rathauses, wo die Menschen nichts weiter zu tun haben, als zu warten, bis ihre Nummer erscheint.

Nummer 412 bitte in Raum B.

Nummer 413 bitte in Raum C.

Auf meinem Zettel steht: 420.

Ich hatte gedacht, dass ich das vermeiden kann. Tim hat noch seinen antrainierten Krankenhaus-Rhythmus von zuletzt gut drei Stunden bis zur nächsten Mahlzeit. Doch nun kann ich es nicht länger hinauszögern, weil Tim ganz offensichtlich Hunger hat – er brüllt. Aus voller Kehle.

Sicher ist es möglich, unauffällig in der Öffentlichkeit zu stillen. Wenn man passende, vorn aufknöpfbare Kleidung trägt, zum Beispiel. Oder wenn man in der Lage ist, ohne Stillhütchen zu stillen. Ich dagegen muss erst aus einem Plastikdöschen so einen Kunstnippel fingern und vor den Augen der Wartenden auf meine sehr pralle linke Brust setzen, dann das Kind anlegen und versuchen, die komplette Szenerie irgendwie provisorisch mit einem Tuch abzudecken, was die Sache noch erniedrigender macht.

Die Nummern 414, 415 und 416 werden aufgerufen. Warum geht das auf einmal so schnell? Tim schmatzt weiter an meinem Busen. Sein Nacken ist etwas schwitzig, ob ihm zu warm ist?

Mein Sitznachbar, ein älterer Herr mit Kurt-Krömer-

Brille und Blouson, der wahrscheinlich die Stalin-Allee mit
eigenen Händen erbaut hat, sagt: »Na, so ein Appetit! Der
hat's aber gut. Nicht mehr lange, und es gibt 'ne ordentliche
Ketwurst.«

Nummer 417, 418 und 419 werden aufgerufen. Ich
werde die Nächste sein. Nein. Bitte nicht. Warum ausgerechnet jetzt?

»Entschuldigung, welche Nummer haben Sie?«, frage
ich Kurt Krömer.

Der zieht seinen Zettel aus der Tasche. »471!«

Ich überlege kurz, ob ich mit ihm tausche, bringe es aber
nicht übers Herz, noch länger in diesem unwirtlichen Am-
biente zu warten. Meine Nummer wird aufgerufen, und
ich schiebe den kleinen Finger in Tims Mundwinkel, um
das Vakuum zu lösen. Inzwischen sind die Blicke der
meisten Wartenden auf uns gerichtet. Manche gucken auch
demonstrativ weg. Tim lässt überrascht los und heult
sofort. Ein großer Schwall Milch platscht ihm ins Gesicht
und rinnt in meine Unterwäsche. Ich knipse den BH zu,
zerre mir das Kapuzensweatshirt runter, lege Tim über
meine Schulter, wo er kräftig spuckt, und mache mich auf
in Raum C.

Die Sachbearbeiterin ist zum Glück erfahren mit verwirrten Jungmüttern und erklärt geduldig, welche Unterlagen fehlen. Mit einem herzlichen »Speikinder sind Gedeihkinder« und einem Knuff für Tim entlässt sie uns in den
Nachmittag. Ich schnüffle an mir, ich rieche nicht gut.
Nach Muttermilch, die irgendwie eingetrocknet ist. Ich
schüttele mich.

Eine Woche lang bin ich täglich im Rathaus, dann sind
unsere Anträge auf Elterngeld fertig, und ich kann mich

wieder den angenehmen Seiten des Mutterseins widmen: der Rückbildungsgymnastik.

Sicherheitshalber habe ich mich für zwei Kurse eingeschrieben. Einen konventionellen im Hebammenladen Bauchhöhle und einen recht schicken bei Excellent Yoga. Der Kurs in der Bauchhöhle beginnt an einem Freitag um 9 Uhr.

Ich mag dieses Wetter: klarer, blauer Himmel, die letzten Wespen streiten sich in den Auslagen der Bäckereien um den Zwetschgenkuchen. Büsche und Bäume flackern in der Sonne wie Kaminfeuer. Lieber wäre ich jetzt draußen, im Park, um den Geruch feuchten Holzes einzuatmen.

Widerwillig schiebe ich also kurz vor 9 den Kinderwagen in den leeren Kinderwagen-Abstellraum. Ich sehe immer noch so aus wie im fünften Monat: Mein Bauch ist eine deutlich sichtbare Kugel. Interessanterweise fühle ich mich jedoch schlank – weil ich vor der Geburt natürlich dicker gewesen bin. (Wenn ich heute Fotos aus dieser Zeit sehe, erschrecke ich mich jedes Mal. Nicht vor meiner Wampe, sondern vor dem Irrglauben vieler Menschen, die denken, man müsse sofort in die alte Form zurückfinden. Man denke nur an den Aufschrei, als Prinzessin Kate mit Nach-Geburts-Bauch posierte! Ich gehe jede Wette ein: Auch Kate fühlte sich schlank wie ein Streichholz.)

Klar, hier in der Bauchhöhle sind alle Traglinge und werden nicht im Wagen geschoben. Deshalb finde ich mühelos einen Kinderwagenparkplatz und nehme den schlafenden Tim heraus. Na prima – ich werde wohl als Erstes seine Windel wechseln müssen.

Der Flur in der Bauchhöhle ist so schmal wie der Geburtskanal einer Jungfrau. Es ist stickig, überhitzt. Neben mir und Tim sind noch zwei weitere Anfängerinnen mit ihren Babys da: eine Hagere mit bläulichen Augenringen und strähnigen Haaren, und eine Dicke mit Lockenschopf, deren Tönung längst herausgewachsen ist. Wir versuchen, uns und die Kinder möglichst geschickt aus den Klamotten zu pellen.

»Wisst ihr, wo ich hier wickeln kann«, frage ich.

Die Hagere weist mir den Weg zum Klo. Als ich die vollgekackte Windel in den dafür vorgesehenen Eimer werfen will und den Deckel hochhebe, muss ich würgen. Er ist offenbar seit gestern nicht geleert worden.

Im Kursraum befindet sich eine Ansammlung von Stillkissen, Teelichtern und Teegläsern. Wir sollen die Babys in die Mitte legen und dann gemeinsam turnen. Ich bin ganz wild auf die Übungen, denn ich will ja unbedingt den Restbauch loswerden und den Beckenboden trainieren. Die anderen sind wild aufs Quatschen und Erfahrungen-Austauschen. Blitzschnell bilden sich Cliquen. Nur ich turne und fühle mich wieder wie ein Schulmädchen. Streberin! Aber ich will ja unbedingt.

Nach etwa fünf Minuten beginnt die Hagere mit dem Stillen, und kurze Zeit später sitzen wir im Kreis: Acht stillende Mütter in einem hormongesättigten Raum. Jede scannt heimlich den Busen der anderen. Wer hat Dehnungsstreifen, wer hat die gefürchteten Untertassen-Brustwarzen? Mittelblaue Adern überall. Das Gequatschte verebbt. Stillen hat ja auch eine leicht sedierende Wirkung. Ganz zu schweigen von der berüchtigten Stilldemenz. Forscher behaupten, es gibt sie nicht – aber fast jede Mutter weiß von auf dem Autodach liegengebliebenen Geldbörsen oder im Supermarkt vergessenen Einkaufstüten zu berichten. Es ist, als konzentriere sich die verbleibende Gehirnmasse vollends auf ein besonders anspruchsvolles Ziel: Pflege und Ernährung des Babys. Alles andere rückt in den Hintergrund.

Je mehr Stilldemente sich in einem Raum befinden, desto schlimmer wird es. Als sei das ansteckend! An Gymnastik ist nicht mehr zu denken, und die Gruppenleiterin ist viel zu nachsichtig für meinen Geschmack. Fast schon erleichtert packt sie die Kekse aus.

Und bei Excellent Yoga? Hier gibt es auch einen Kinderwagenabstellraum. Dort stehen sie: die Brios, die Teutonias und natürlich die Bugaboos mit ihren flauschigen Schaffellen, Patchworkdecken und Wickeltaschen. Das Programm im Luxus-Schuppen ist straffer: Bauchmuskeltraining, bis die Bauchdecke zittert. In Rückenlage mit durchgestreckten Beinen das Baby balancieren. Und wenn eines der winterpediküren Dressurpferde zwischendurch stillt, sagt die Trainerin:

»Hey, aber bitte auf den geraden Rücken achten!«

Das hier ist für Mütter, die an Effizienz glauben und während der Geburt mit dem iPhone die Börsenkurse checken. Auf eine andere Art humorfrei und deshalb auch wieder nichts für mich. Nächstes Mal ziehe ich, sollte ich irgendwie reinpassen, meinen Yoga-Pullover mit dem Aufdruck *»I'm only here for the Shavasana«* an – »Ich bin nur wegen der Schlussentspannung hier«. Da liegt man zehn Minuten regungslos auf dem Boden.

Ich beginne, mich selbst für meine Skepsis zu hassen. Warum kann ich nicht einfach Spaß haben und Kontakte knüpfen? Nach ein paar Kursstunden begreife ich es. Hüben wie drüben reduzieren sich alle aufs Muttersein, und das freiwillig. Es geht nur noch um Nippelcreme, die sowieso nichts bringt, und darum, »wie oft er oder sie nachts kommt«.

Dafür, dass ich bei dieser Frage regelmäßig in Kichern ausbreche, hat keine der Frauen Verständnis. Aus ehemaligen Galeristinnen, Sachbearbeiterinnen, Ärztinnen und Rechtsanwaltsgehilfinnen sind Säugetiere geworden.

# November

## Weißkohlblätter über alles

*Wie ich immer tiefer in den Spuckstrudel gerate,
beim Stillen in der Umkleidekabine von einem
Skateboard-Verkäufer beleidigt werde und mich das
UNESCO-Welterbe vor einer depressiven
Verstimmung bewahrt.*

Seit Wochen gehe ich in der Postfiliale an der Torstraße
ein und aus. So gut wie täglich ziehe ich neue gelbe
DHL-Zettel aus dem Briefkasten: Ich soll etwas abholen
kommen, aber »nicht heute«, sondern allerfrühestens »morgen ab 14 Uhr«.

Wieder ein Paket mit gebrauchter Babykleidung. Ich
kann nicht mehr.

Die Frau hinterm Schalter und die »Straßenfeger«-Verkäuferin, die immer im Vorraum auf den Stufen sitzt, gucken auch schon ganz irritiert ob meiner häufigen Besuche.

Früher stellte ich mir ganz gerne vor, dass kleine Menschen in blütenzarte Petit-Bateau-Jäckchen gehören, die vorn mit Satinbändern geschlossen werden. Da hatte ich auch den Hebammenklassiker »Speikinder sind Gedeihkinder« noch nie gehört. Der Spruch, den sogar die Sachbearbeiterin im Rathaus kennt.

Was der bedeutet, weiß ich jetzt: Kind trinkt mehr als reinpasst. Kind erbricht den Überlauf aus Muttermilch in mehreren Portionen, ankündigungslos, wenn ihm gerade danach ist. Die meisten Babys machen das zusätzlich zum Schlabbern – und dann kleckern die Eltern noch Rotwein und Caro-Kaffee auf die Kleinen. Aus diesem Grund sind auch die meisten Strampler und Bodys, ja sogar Babysocken dieser Welt, voll mit allerlei Flecken.

Wenn die nächste Kleidergröße fällig ist, wandern die alten Klamotten – abgesehen von einzelnen Erinnerungsstücken – in eine Tüte von der Biocompany, die an irgendeinem unwirtlichen Ort gelagert wird. Es muss permanent aussortiert und neu beschafft werden, denn das Baby wächst erstaunlich schnell, sogar mitten im dunklen Winter.

Irgendwann hört man dann von einem neuen Kind, das irgendwo im weiteren Familienkreis geboren wird. Hurra! Schnell das alte Babyzeugs ins Paket gepackt und weg damit. Endlich wieder Platz an unwirtlichen Orten, der bald mit weiterem Ausgemustertem gefüllt werden kann. Überflüssig zu erwähnen, dass der Kreislauf der Babysachen auch bereits von mehreren Säuglingen durchwachte Schlafanzüge enthält. Deshalb liegt den Paketen immer eine Karte bei, auf der steht:

»Guck nach, was Du gebrauchen kannst. Den Rest wirf bitte einfach weg. LG, Bine«.

Danke schön!

Jetzt kann ich folgende Schlüsse ziehen: Entweder Bines Familienplanung ist ein für alle Mal abgeschlossen, oder sie hat mir nur die B-Ware untergejubelt, weil die A-Ware bereits bei ihrer besten Freundin lagert. Ich kriege also den Schrott, der übrig geblieben ist.

Das Ausgemusterte vom Ausgemusterten. Ein oder zwei Teile pro Lieferung kann ich im Schnitt sehr gut gebrauchen. Den Rest nicht.

Ich mag zum Beispiel keine Bodys, auf denen steht: »Meine Mama ist hübscher als deine«, »Kiss me, I'm cute« oder gar »Ritter in Ausbildung«. Warum müssen Plüschoveralls in Größe 62 Teddyohren haben? Das Kind ist doch bereits in Besitz zweier lustig-fleischiger Hörhilfen links und rechts am Kopf, die ihm von der Natur geschenkt wurden – warum sollte ein Mensch, der eines Tages hoffentlich in Freiheit und Würde seine Entscheidungen fällt, zum Kuscheltier degradiert werden?

Aber wegwerfen? Kann ich auch wieder nicht, obwohl ich es mir schon oft vorgenommen habe. Es fühlt sich verboten an. Wahrscheinlich frühkindliche Konditionierung. Sicherheitshalber schaue ich im Fotoalbum nach und stelle fest: Nein. Meine Mutter hat mich nicht zum Teddy gestylt, sie war mehr für beigefarbene Schimanski-Jacken, Latzhosen und Strick, viel Strick.

Mit diesen Paketstramplern ist es wie mit Atommüll: Unsere Wohnung wird langsam, aber sicher zum Endlager für ausgeleierte Pu-der-Bär-Babysachen. Sie verstopfen Kleiderschrank, Bettkästen und Schuppen, sogar ganz hinten im verschließbaren Putzmittelregal fand ich neulich eine Pu-Tüte. Gorleben ist überall.

Bettina hat es noch viel schwerer. Weil sie quasi minütlich ein Mädchen erwartet, wird sie mit rosa Klamotten überschüttet.

»Niemals werde ich der Kleinen diesen Kitsch anziehen! Da kriegt man ja Augenschmerzen!«, ruft sie keuchend ins Telefon – und erzählt, wie sie den Stapel von der Kommode in die Pappbox und von der Pappbox in den Müllsack räumt.

»Deinen Klinik-Koffer hast du ja sicher schon gepackt?«, frage ich altklug.

»Natürlich. Mit dicken Kreißsaal-Socken.«

»Wozu, glaubst du, brauchst du dicke Kreißsaal-Socken?«

»Na, mit kalten Füßen gebärt es sich doch wohl schlechter?«

»Komisch. Ich hab im Kreißsaal keine Sekunde an meine Füße gedacht!«

Im Hintergrund plätschert und gurgelt es.

»Lässt du dir gerade ein Bad ein?«

»Nee, ich sitz schon drin. Himbeerblätter-Aufguss, ist gut, um den Damm weich und flexibel zu halten.«

»Too much information« gibt es unter Müttern nicht mehr.


Langsam wird es kühl. Die Blätter auf dem Bürgersteig krachen wie Kartoffelchips, wenn man drauftritt. Meine Mutter schickt einen Mini-Schneeanzug für Tim. Damit ist es an der Zeit für die erste wasserabweisende Funktionsjacke meines Lebens. Ich werde viel draußen sein diesen Winter.

Mit Tim über der Schulter betrete ich ein Skater-Geschäft. Mein Augenmerk fällt – dank der Hilfe eines jugendlichen Verkäufers in Skinny Jeans – schnell auf ein schwarzes Modell mit fellumrandeter Kapuze. Ich probiere es an und sehe aus wie ein Trauer tragender Eskimo. Ist die Zeit der taillierten Wollmäntel wirklich vorbei? Werde ich von nun an nur noch praktische Kleidung tragen? Tim, den ich auf einem Sessel abgelegt habe, fängt erst leise, dann immer lauter an zu wimmern.

Ich setze mich in die Umkleidekabine und stille. Zufriedenes Schmatzen. Draußen die Schritte des Verkäufers.

»Brauchst du Hilfe?«

»Nein, alles gut hier drin«, flöte ich.

»Ich stille bloß gerade mein Baby.«

»Äh«, höre ich.

»Ach so. Das ist aber eigentlich kein … äh … Aufenthaltsraum.«

Das Spiegelbild zeigt mir eine Frau mit zerwühlten Haaren, roten Flecken im ansonsten fahlen Gesicht und mehreren Röllchen um die Hüften. Neben mir liegt eine Stilleinlage, die einen dezenten Milchduft verströmt. Ein Stapel Winterjacken liegt auf dem Boden zwischen Wollmäusen und Kleiderbügeln aus Plastik. Habe ich schon erwähnt, dass das Licht erbarmungslos ist und mein Hals kratzt?

Seit Wochen habe ich mich nicht mehr von der Seite gesehen – nun sehe ich mich in voller Pracht, der Spiegelkonstruktion sei Dank. Wenn Selbstbewusstsein ein Kontostand wäre, dann hätte ich meinen Dispo schon längst weit überschritten. Und nun will mich offensichtlich auch noch dieser Jungspund fertigmachen.

Ich beschließe die Flucht nach vorne, ziehe den Vorhang

der Umkleide einen Spalt zur Seite und schaue den Typen an.

»Wie Sie sehen, geht das leider gerade nicht anders. Hat Ihre Mutter Sie nicht gestillt?«

Eine extrem unsympathische Frage, die ich mir für einen Fall wie diesen als letzte Maßnahme zurechtgelegt habe. Und tatsächlich: Er zischt ab und stellt sich mit verschränkten Armen hinter eine Vitrine mit neonfarbenen Dingern, von denen ich annehme, dass es Rollen für Skateboards sind.

Tim schläft an meiner Brust ein, ich lege ihn oben auf den Funktionsjackenhaufen, kleide mich an, sammele die letzten Brösel meiner Würde vom Boden und gehe mit der Eskimojacke zur Kasse. Ich mache die beste Anschaffung seit Jahren.

Es beginnt die Zeit, in der es tagsüber gar nicht richtig hell wird. Alles färbt sich grau, eine metallene Kälte legt die Knochen lahm. Trotzdem gehe ich mit Tim im Wagen spazieren, manchmal stundenlang. Alles scheint mir besser zu sein, als in der Wohnung zu sitzen. So entdecke ich die Stadt vollkommen neu. Bald weiß ich, wo die Gehwegplatten rissig sind, ich kann aus dem Effeff aufsagen, an welcher U-Bahn-Station die Aufzüge kaputt oder gar nicht erst vorhanden sind.

Da meine Routen sich in etwa decken mit denen des obdachlosen Zeitungsverkäufers, halten wir jedes Mal ein kurzes Pläuschchen, wenn wir uns treffen. Ich kaufe mir eine Dauerkarte für die Museen und schleppe mich durch verschiedene Ausstellungen. Bald entdecke ich, dass das Münzkabinett der Nationalgalerie eine besonders beruhigende Wirkung auf Tim hat. Ich werde Stammgast in den Museumscafés und lege jedem die Muffins mit der Füllung aus warmer, flüssiger Schokolade ans Herz, die sie im UNESCO-Welterbe verkaufen.

Dass meine Tage einförmig sind, ist eine Untertreibung. Sie sind geprägt von einer todesähnlichen Müdigkeit – eine Folge des nächtlichen Schlafmangels. Ich gehöre zu diesem Zeitpunkt noch nicht zu den Glücklichen, die angeblich gar nicht merken, wenn der Säugling nachts zuschlägt. Obwohl Tim auf der Besucherritze zwischen mir und seinem Vater nächtigt, bin ich jedes Mal hellwach, wenn er gestillt werden will. Und es ist ja auch nicht so, dass er danach einfach weiterschläft. Im Gegenteil, manchmal guckt er mich an, als wolle er sagen: »Okay Mama, jetzt geht's mir besser! Gucken wir uns jetzt die Dinos im Naturkundemuseum an?« Dann wieder heult er einfach drauflos.

Erol läuft mit ihm im Fliegergriff den Flur auf und ab. Es ist, als hätte der Kleine einen Bewegungssensor: Legt man ihn ab, beginnt die Heulerei. Meine Mutter erzählt, wie sie mich auf der Rückbank ihres 2CV durch die Gegend fuhr, bis ich einschlief. Mein inzwischen sechsjähriges Patenkind ist als Baby nur eingeschlafen, wenn seine Mutter es föhnte. Und die Nachbarin legt eines Tages statt einer süßen Kleinigkeit den Klassiker *Jedes Kind kann schlafen lernen* vor die Tür.

Fortan beginnen wir, abwechselnd auch nachts mit Tim spazieren zu gehen. Erol macht das sogar ganz gerne – so bis um drei Uhr. Danach ist er kaum wach zu kriegen und läuft wie ein Schlafwandler mit dem Kleinen die Treppe hinunter.

In dem Moment, wenn beide aus der Wohnung sind, schlafe ich so fest ein, dass mich selbst ein Feuerwerkskörper, der neben mir explodiert, nicht wecken könnte. Einmal schaffe ich es nicht mal mehr ins Bett und rolle mich einfach auf unserem Badewannenvorleger zusammen.

Ist Tim endlich eingeschlafen, tragen wir ihn mit der Oberschale in die Wohnung, pellen ihn aus dem Schneeanzug – und lassen uns endlich aufs Bett fallen. Mein Mann lallt meist noch:

»Sei froh, dass du morgen nicht arbeiten musst.«

Ich zische: »Du mich auch.«

Das ist unser neues Gute-Nacht-Ritual geworden.

Warum zur Hölle haben Männer keine Brüste?

Wer diese Müdigkeit nie gespürt hat, kann nicht mitreden. Ich ertappe mich dabei, niemanden mehr ernst zu nehmen, der keine Kinder hat. Ich fühle mich wie eine Todgeweihte, der eine Freundin von den Qualen berichtet, die ein Mückenstich mit sich bringt. Das Leben meiner Freunde und Kollegen verfolge ich nur noch über Facebook.

Hier das Protokoll eines ganz normalen Novembertages:

4:14 bis 6:00 Uhr: Stillen, summen und rumtragen. Wickeln. Kind schläft bei Presseschau im Deutschlandradio ein. Jetzt heißer Kaffee und Butterbrote.

8:00 Uhr: Gerade bin ich eingeschlafen, da wacht das Kind auf. Stillen. Fühle mich leicht verkatert und gerüttelt, wie nach einer Nachtfahrt im Zug. Lege den Kleinen in den Wäschekorb, weil ich meine Zähne putzen will – er schreit. Verschiebe das Zähneputzen. Kühlschrank leer.

8:30 Uhr: Gar nicht so einfach, das Kind und mich gleichzeitig ausgehfertig zu machen. Ob das irgendwann schneller geht? Auf dem Weg zum Supermarkt schlummert der Kleine sanft gebettet wieder ein. An der Ampel schaut ein Geschäftsmann mit Aktentasche und distinguiertem Wollmantel in den Kinderwagen und ruft: »Hat der es aber gut!« Nicht schon wieder.

9:00 bis 10:30 Uhr: Rückkehr nach Hause. Schleppe Einkäufe und schlafendes Kind in die Wohnung. Bemühe mich, den Schneeanzug minimalinvasiv auszuziehen. Kind gähnt und wacht auf. Stillen. Wickeln.

10:30 bis 12:00 Uhr: Versuche, das Baby in vorteilhaften Posen auf dem Ehebett zu fotografieren. Aus einer Salatschleuder und goldener Bastelfolie stelle ich einen Reflektor für das wenige Licht her, das durchs Schlafzimmerfenster fällt. Komischerweise geben die Fotos den Zauber des jungen Lebens nur unzureichend wieder. Kind döst weg, diesmal reagiere ich blitzschnell und lege mich sofort dazu.

12:15 Uhr: Hat es etwa an der Tür geklingelt? Nein.

12:16 Uhr: Jemand klingelt. Kind schreit genervt. Ich schleppe uns zur Gegensprechanlage. »Hallo?«

»Jugendamt!«

Sehr lustig. Ein neuer Sparwitz von Connie! Ich drücke auf den Türöffner. Das genervte Schreien des Kindes hat sich zu einem Brüllen gesteigert. Ich öffne die Wohnungstür – vor mir steht nicht Connie, sondern eine lächelnde Unbekannte mit auberginefarbenen Haaren. Das Jugendamt eben. Ich muss wohl vergessen haben, den Routinebesuchstermin im Kalender einzutragen.

12:45 Uhr: Das Jugendamt hat uns in mäßiger Verwahrlosung allein gelassen. Nun haben wir eine Kinderzahnbürste und Informationen darüber, wie man einen Säugling richtig bettet. Stillen, wickeln. Mittagessen. Ist denn wirklich erst Mittag?

14:00 Uhr: Rückbildungsgymnastik vor dem Laptop. Die DVD ist langweilig, ich unterbreche und stille. Danach wieder Beckenbodentraining: Ich ziehe einen vaginalen Aufzug hoch – und stopp – noch ein Stückchen – und loslassen. Viele Wiederholungen.

16:00 Uhr: Wie eine Schlafwandlerin schiebe ich den Kinderwagen die Straße entlang, vorbei an Erols Büro. Noch zwei Stunden, dann Ablösung.

16:45 Uhr: In einem Schaufenster erblicke ich ein Wollkleid mit Seerosenblätterprint. Habe ich mich eigentlich schon belohnt? Ich wuchte den Kinderwagen in den Laden. Kleid spannt unvorteilhaft, Busen laktationsbereit, Taille weg. Kind schwitzt im Schneeanzug. Verkäuferin guckt mitleidig. Schnell raus. Zwei Rosinenschnecken vom Bäcker.

17:00 Uhr: Endlich zu Hause. Kind schnarcht friedlich. Ich schließe die Augen. Lider bleischwer. Herzrasen. Busen muss sofort stillen. Ich wecke Kind.

18:00 bis 22:00 Uhr: Ablösung. Vier Stunden dösen. Mal hören, was im Deutschlandradio läuft.

Natürlich habe ich einmal gelesen von dieser Zeit, aus den Ratgebern habe ich auch das Versprechen, dass sie irgendwann vorbeigeht. Es ist dort immer wieder die Rede davon, dass die junge Mutter auch an sich denken soll, hin und wieder etwas Zeit alleine verbringen solle. Zum Friseur gehen und so …

Mitten in die Überlegung, wie ich das am besten anstellen soll, platzt eine Einladung: der sechzigste Geburtstag meines Chefs. Er lädt zum Essen in ein schickes Restaurant, danach Tanz. Ich freue mich. So weit bin ich also schon, dass ein sechzigster Geburtstag mir wie eine Verheißung erscheint.

Ich habe alles vorbereitet. Reichlich Milch abgepumpt und bereitgestellt, ich will ja schließlich ein paar Gläser Wein trinken. Ein neues Kleid gekauft. Immerhin eine halbe Stunde im Bad mit Schönheitsreparaturen verbracht. Fertig, es kann losgehen! Taxi!

Was für ein Spaß! Es war, als hätte ich die letzten zehn Jahre in einem Schweigekloster verbracht. Ich quassele meine Sitznachbarn voll und lasse mein Weinglas immer wieder auffüllen. Ich nasche von den Antipasti und schaufele Nudelberge in mich hinein. Jede Frage nach Mann und Kind beantworte ich allerdings einsilbig. Hallo Welt, hier bin ich wieder! Es gibt auch noch was anderes als Pupsi und Bockshornkleesamentee! Es ist großartig.

Als ich um zwei Uhr nach Hause komme, schlafen Erol und Tim – der Große hat es sich auf dem Stillkissen bequem gemacht, und der Kleine liegt auf dem Rücken und hat alle viere von sich gestreckt. Süß. Ich gehe auf Zehenspitzen in die Küche und bringe das Abpumpgerät in Stellung. Die vergiftete Milch muss aus dem System. Ich schütte sie weg und wundere mich, wie viel es ist. Dann kuschele ich mich zu den beiden und dämmere weg.

Nach gefühlten zwei Stunden Schlaf sitze ich aufrecht in der Blümchenbettwäsche. Mann und Kind lachen mich erwartungsvoll an: »Na, wie war's?«

Ich reibe mir die Augen. Irgendetwas ist seltsam, wieder einmal. Ich spüre in meinen Körper hinein, alles ist heiß, ich schwitze. Um meinen Kopf scheint sich über Nacht ein unsichtbarer Schraubstock gelegt zu haben. Meine Kehle ist trocken wie Knäckebrot.

»Gut«, keuche ich.

»Aber warte mal, irgendwas ist mit mir …«

Ich befühle das Oberteil meines Pyjamas. Alles nass. Dann befühle ich meine Brüste. Autsch! Sie sind rot und geschwollen und stehen seltsam ab – so, als sei nicht genug Haut da, um das Brustgewebe zu umschließen. Ich habe Fieber. Ich muss nicht Dr. Google befragen, um zu wissen: Das ist ein veritabler Milchstau. Aber warum? Ich habe doch nachts noch abgepumpt! Geschwächt lasse ich mich in die Kissen sinken und schreibe Helen eine SMS, in der ich die Symptome schildere (und den Partyabend).

»Sauvignon Blanc?«, textet sie sofort zurück. »Fördert die Milchbildung. Schick Erol los, Weißkohl kaufen. Bin in zwei Stunden da. Versuch mal anzulegen.«

Ich ahne, was nun geschehen wird: Weißkohlblattauflagen links und rechts. Und eine ganz neue Erfahrung – unerträglich schmerzhaftes Stillen, damit die Milch wieder ins fließen kommt. Wenn das der Preis für eine lange Partynacht ist, werde ich darauf in Zukunft lieber verzichten.

Tim kuschelt sich an mich. Vielleicht merkt er ja, dass mit seiner Mutter etwas nicht stimmt. Dann schnappt er zu, und meine Pein geht weiter. Die Tränen laufen, die Milch nicht. Tim wird sauer und krallt zehn Finger in meine dunkelrote Brust. Ich schreie auf, er beginnt aus Leibeskräften zu brüllen. Erol kommt und kommt nicht wieder vom Weißkohl-Shopping. Mit einer Hand angele ich nach dem Telefon. Jetzt ist er es, der brüllt: Er sei doch erst seit fünf Minuten weg! Ich weine selbstmitleidig weiter.

Eine halbe Stunde später liege ich wie ein Giuseppe-

84

Arcimboldo-Bild (das ist dieser Maler mit den Gemüsebildern, habe ich bei einem der Museumsbesuche gelernt) im Bett. Zwei schockgefrostete Weißkohlblätter zieren meinen Busen. So empfange ich Helen, die Hebamme. Sie stemmt die Hände in die Hüften und fragt streng:

»Sag mir bitte freiheraus: Hast du mit Milchpulver zugefüttert?«

Helen weiß, dass ich für den Notfall eine Dose mit dem Zeug im Küchenschrank horte – für sie ein Zeichen, dass ich meinem eigenen Körper nicht vertraue.

»Natürlich nicht«, antworte ich mit matter Stimme.

»Aber ich bin echt kurz davor!«

Sie hält ihre übliche Predigt. Dass ich nun schon vier Monate so toll gestillt hätte und dass jetzt aufzugeben gar nicht gut sei. Dass wir das gemeinsam schaffen. Sie zupft die Blätter von der Brust und zaubert eine Packung Quark und einen Pinsel aus ihrer Tasche. Was danach passiert, erscheint mir wie ein böser Fiebertraum: Sie pinselt meine Brüste tatsächlich mit dem Quark ein und fixiert, als sie das Milchprodukt vollständig verteilt hat, das Gesamtkunstwerk mit mehreren Mullwindeln.

Zufrieden setzt sie sich auf meine Bettkante.

»Erol soll das bitte heute Nacht wiederholen«, sagt sie sanft.

»Und wenn es anfängt zu bröckeln, machst du's ab und legst den Kleinen später noch mal an.«

Dann verteilt sie eine Handvoll Belladonna-Globuli auf dem Nachtkästlein und erklärt, wie man den Busen »ausstreicht«, also massiert, damit Milch rauskommt. Absolute Ruhe sei ebenfalls hilfreich. Der erste Hinweis, der mir gefällt. Sie ist bereits in der Tür, da dreht sie sich um.

»Ach so! Die Wochenbett-Suppe nicht vergessen!«

»Was?«

»Google das. Erol soll dir eine ordentliche Portion davon kochen.«

Schon höre ich ihre Schritte im Treppenhaus. Die Krankenkasse zahlt nur einen zwanzigminütigen Milchstau-Besuch. Und Helen, das hat sie bei anderer Gelegenheit betont, muss ja schließlich auch irgendwie ihre Miete bezahlen.

1 Suppenhuhn

4 Möhren

1 kleine Knollensellerie

1 Stange Porree

1 Stück Ingwerwurzel, ca. 5–6 cm lang

2 Petersilienwurzeln

15 Pfefferkörner

15 Korianderkörner

4 Nelken

6 Wacholderbeeren

3 Lorbeerblätter

1 Zwiebel

Ich kann nicht anders, ich finde das Wort »Wochenbettsuppe« eklig. Für mich klingt es nach geschmorter Plazenta – hey, es soll Frauen geben, die den Mutterkuchen verspeisen und anschließend Superkräfte entwickeln! Nicht so Erol, der sich bei seiner Ehre als anspruchsvoller Hobbykoch gepackt fühlt. Blitzschnell lädt er die Zutatenliste von chefkoch.de auf sein Smartphone.

»Bin gleich wieder da, Schatz«, flötet er.

»Tim und ich kaufen dir ein Huhn gegen deinen Kater.«

Den Rest des Tages steht er in der Küche und rührt in einem großen Topf, einem Hexenmeister nicht unähnlich. Schließlich bringt er mir einen Teller des magischen Gebräus, das sich als ziemlich normale Hühnersuppe entpuppt. Mit jedem Löffel, den ich schlürfe, kehrt ein wenig mehr Kraft zurück.

Früher oder später kommt jede Stillende an diesen Moment. Ich nenne ihn: den Kuh-Moment. Jeder, der wie ich auf dem Land aufgewachsen ist oder der zumindest mal *Bauer sucht Frau* geschaut hat, weiß, wovon ich rede. Euter, die geknetet werden. Schwarzbunte Leidensgenossinnen. Von der Frau zur Kuh in nur wenigen Monaten – eine menschliche Molkerei, die das Hirn auf Sparflamme funktionieren lässt.

In der Nacht kann ich wieder stillen, die Schmerzen und das Fieber lassen langsam nach. Als ich gegen 4:30 Uhr im Tiefkühlfach nach einem Iglo-Bistrobaguette krame, denke ich darüber nach, wie irre es ist, so einen kleinen Menschen – von den ersten Tagen im Krankenhaus mal abgesehen – ausschließlich mit meinem eigenen Körper versorgen zu können. Ich sehne mich nach ein bisschen Lob und Zuspruch, denn etwas Vergleichbares habe ich mein Leben lang noch nicht geleistet.

Mir fällt auf, dass die Vollstillerei höchstens unter Müttern Respekt bringt, während andere, die damit wenig zu tun haben, die Angelegenheit oft als verschrobenen Esoterik-Trip betrachten. Vor allem die Generation meiner Mutter, also der um 1950 herum Geborenen, steht dem Stillen mit großer Skepsis gegenüber. Als sie uns in den siebziger Jahren zur Welt brachten, galt Beba als die Erfindung der

Stunde. Es stimmt ja auch, dass Fläschchenkost befreiend ist – so kann man den Nachwuchs auch mal für kurze Zeit weggeben. Außerdem erleichtert er das nächtliche Durchschlafen, und zwar der Mutter! Denn auch der Vater kann so nachts Nahrung anbieten.

Insofern: Nichts gegen Fläschchenkost. Ich verstehe die Vorteile. Schließlich trank ich selbst Beba und habe meine Mama trotzdem heute noch sehr, sehr lieb. Trotzdem denke ich, dass die Natur einem nicht umsonst diese Kraftwerke mitgegeben hat, und wenn man eh nichts Besseres zu tun hat, kann man ja auch stillen. Bitte nicht falsch verstehen, ich will keinesfalls zurück zur Natur und verlange beim Zahnarzt als Erstes eine Vollnarkose. Aber eine Schwangerschaft und eine Geburt führen einem doch ziemlich formvollendet vor Augen, zu was der eigene Körper in der Lage ist.

Ein Argument der Laktationslobby teile ich allerdings nicht: dass Stillen nichts kostet. Allein die Summen, die ich in der Dessous-Abteilung der Galeria Kaufhof gelassen habe, sprechen für sich. Dazu die Mehrkosten durch meine Heißhungerattacken während langer Spaziergänge! Ich sage nur, Sushi-Platte für zwei.

Die Brustentzündung ist vorüber, und ich fühle mich umso mehr wie eine Veteranin, als ich mit meiner schwarzen Jacke und dem Kinderwagen durch die novembergraue Stadt schiebe. Ich fühle mich sogar so gestärkt, dass ich neue Stadtteile entdecke und mich auf Erkundungstour begebe. Eine lehrreiche Form der Rückbildungsgymnastik! Mit Regenhaube auf dem Wagen verbringe ich Stunden in den Parks oder beobachte die großen Kinder, die in Matschhosen durch Pfützen springen, während sich zu Hause die Wäsche und das schmutzige Geschirr um die Wette stapeln. Ich erwäge ernsthaft die Anschaffung eines Kinderwagenmuffs, den man am Schiebgriff befestigen kann und der die Hände warm hält, und eine Kinderwagenbeleuchtung.

Die Geburt Klein-Lottas wurde im kleinen Krankenhaus um die Ecke eingeleitet. Bettina ist zwei Wochen »über dem Termin« gewesen, hat die Nerven verloren und sich gegen den Rat ihrer Hebamme (»Das Kind sucht sich aus, wann es kommt«) selber eingewiesen. Das Ganze zog sich fast über zwei Tage hin, die gute Nachricht: Es geht beiden gut, Bettina hatte ihre Traumgeburt im weiß gekachelten Kreißsaal und mit wirksamer Betäubung bekommen. Sie kann sogar schon wieder texten, ich solle doch bitte mit einer großen Auswahl rohen Schinkens und Sushi mit Aal vorbeikommen.

Mit Tim im Gepäck betreten Erol und ich die Wöchnerinnen-Station. Der Desinfektionsmittelgeruch macht mich grundlos beklommen.

So kann es also auch gehen. Mich beschleicht die Eifersucht auf Bettinas – aus meiner Perspektive – unkomplizierte Geburt und vor allem darauf, dass sie Klein-Lotta gleich auf die Brust bekommen hat.

»Es war Wahnsinn«, mampft Bettina und pellt eine weitere Scheibe Schinken aus der Plastikverpackung.

»Lotta hat sofort meine Brust gefunden und fing an zu saugen.«

An die eigentliche Geburt erinnere sie sich gar nicht mehr richtig.

Lars, der frischgebackene Papa, stöhnt auf. Er sitzt auf

der Bettkante und ist blasser als seine Frau und die Wand zusammen.

»Es war ganz schön krass«, murmelt er.

»Ganz schön krass.« Erol boxt ihm in die Seite. Dann legen wir unsere Kinder nebeneinander aufs Bett, machen Fotos und heulen aus unterschiedlichen Gründen.

Erol vermisst Tim während der langen Tage im Büro. Und mich vermisst er auch, wie er mir abends auf dem Sofa gesteht, genauer gesagt: Sex mit mir.

»Wenn nicht bald was läuft, kriege ich Samenstau, und du weißt ja, was das bedeutet«, teilt er mir auf seine sensible Art mit.

Ich reiche ihm ein Belladonna-Globuli, doch er versteht keinen Spaß mehr. Sex? Oh mein Gott. Ich denke ein paar Tage angestrengt darüber nach. Ich habe absolut keine Lust, mit irgendjemandem zu schlafen. Null. Allein bei der Vorstellung wird mir leicht übel – wobei ich Erol nach wie vor innig liebe und attraktiv finde, sein Körper hat sich ja, im Gegensatz zu meinem, überhaupt nicht verändert.

Mir kann nur Natascha helfen, eine langjährige Freundin, erfahrene Mutter von zwei (!) Söhnen, einer davon das Patenkind, das nur mit dem Föhn einschlafen konnte. Sie lacht gequält und meint:

»War bei uns auch so. Du musst dich anfangs überwinden, mit der Zeit wird das wieder.«

Natascha pult ein Stückchen aus ihrem Walnuss-Muffin und steckt es sich in den Mund. Während sie kaut, betrachtet sie mich mitleidig, fast wie einen klinischen Fall.

»Du kannst dir das jetzt natürlich überhaupt nicht vorstellen«, sagt sie in mein Schweigen hinein. Am Ende unseres Kaffeedates schlägt sie mir auf die Schulter wie ein Kerl.

»Berichte mal, wie's gelaufen ist!« Unbedingt.

Als erste sexfreundliche Maßnahme hole ich das Stillkissen aus dem Bett, ziehe neue Bettwäsche auf und räume das Schlafzimmer auf. Dann nehme ich ein sehr langes Bad, bei dem Tim von der Babywippe aus zuguckt. Was geht in seinem Babyhirn vor? Ich enthaare mir gewissenhaft die Beine und betrachte meine Kaiserschnittnarbe, ein roter Regenwurm, der quer über meiner Scham liegt und einfach nicht verblassen will.

»Guck mal«, sage ich zu Tim, der prompt freudig quietscht, »da haben sie dich rausgeholt!«

Ich klaue eine ordentliche Portion Koffeinshampoo von Erol und lasse es extra lange einwirken. Doofe Haare, die werden immer dünner – eine Folge des Hormonsturzes nach der Entbindung. Ich fand mich schon mal schöner. Ich halte mir die Nase zu und tauche ab.

Als Erol von der Arbeit kommt, schläft Tim, und ich sitze mit einer Tasse Tee auf dem Sofa. Das sind hier nicht die *50 Shades of Grey,* also mach ich's kurz: Wir versuchen, Sex zu haben. Es geht nicht. Es fühlt sich schlimmer an, als würde mein geliebter langjähriger Mann versuchen, mich zu entjungfern. Ich bin total erschrocken und schiebe ihn von mir runter.

Der Abend endet nicht so toll. Frustriert schauten wir den Wetterbericht, ich schlummere weg, dann meldet sich Tim zu seiner mitternächtlichen Stillsession.

Erol meint, wir sollten mal wieder zusammen ins Wochenende fahren.

# Dezember

## Stillende Nacht, heilige Nacht

*Wie ich gegen meinen Willen laktiere, einen (fast) kompletten Hirsch in Würfel schneide, doch noch ein Weihnachtswunder erlebe und am Ende als einzig Nüchterne einfach mitgefeiert werde.*

Ich liege in einem weißen Bademantel auf einer Liege am Pool, ein Kaminfeuer verbreitet wohlige Wärme. Das Einzige, was ich jetzt tun könnte, wäre, das Klatschmagazin zu lesen, das sich zusammen mit einem Glas Ingwertee in Greifweite befindet. Ich strecke mich wie eine Katze, werfe einen Blick aufs Babyfon – alles ruhig – und schließe die Augen.

Erol hat uns ein Wochenende in einem Wellnesshotel vor der Stadt verschrieben. Der Tapetenwechsel, es ist er erste seit Tims Geburt, tut mir gut. Wie herrlich es ist, komplett umsorgt zu werden! Ich döse vor mich hin, bis Erol aus der Sauna kommt.

Viel zu lange konnte ich nicht saunieren, während der Schwangerschaft ist es nämlich nicht ratsam, und nun darf ich mich endlich wieder auf dem Kiefernholz ausstrecken und fühlen, wie die Wärme meine klapprigen Gebeine durchdringt. Es duftet würzig-frisch nach Nadelgehölzen, außer mir sind nur zwei gut durchblutete Opis da. Durch die Glasscheibe kann ich die mit Rauhreif bedeckten Felder des Spreewalds sehen. Mein inneres Auge visualisiert bereits das Abendessen. Ich beginne zu schwitzen. Dünne Schweißfäden kitzeln meinen Bauch.

Moment mal, dünne Schweißfäden? Aus meinen Brüsten spritzt mit einem Mal Milch, was auch den Opis nicht entgeht. Entnervt schlinge ich mein Handtuch um mich und bin weg.

»Erol, ich kann nicht saunieren! Ich lak-tie-re!«, zische ich.

Ach ja, ich erinnere mich wieder. Aktueller Status: Säugetier. Doch Erol ist auf seiner Liege eingeschlafen. Das Kaminfeuer prasselt lichterloh, nur bei mir ist der Ofen aus. Wahrscheinlich für immer.

Was das Stillen mit der Paarbeziehung macht, ist gar nicht witzig. Vereinfacht lässt es sich so ausdrücken: Vorher legt sich der Mann ein gewisses Anrecht auf den Busen seiner Partnerin zurecht. Nachher »gehört« die Brust jemand anderem: dem Baby. Eifersucht ist ein Gefühl, das die meisten denkenden Männer in diesem Zusammenhang weit von sich weisen würden. Und doch mag der Brustneid tatsächlich unterschwellig eine Rolle spielen. Der weibliche

Körper erfährt aus männlicher Sicht eine radikale Umnut-
zung.

Deshalb verwundert es auch nicht weiter, dass man als
Stillende von den ganz besonders Mutigen gefragt wird, ob
das Genuckel und Gesauge nicht auch ein kleines bisschen
erotisch stimulierend sei ...?

Ein für alle Mal: Gottverdammt, nein. Wer das glaubt,
denkt auch, aufgerichtete Brustwarzen seien ein untrüg-
liches Zeichen für die Erregung einer Frau.

Darüber hinaus ist man sehr, sehr froh, wenn man als
Stillende seinen Körper mal für ein, zwei Stunden für sich
alleine hat. Ich finde, durch diese Phase muss die Liebe
durch. Natürlich macht es überhaupt keinen Spaß, den
Partner zurückzuweisen. Doch wenn die Liebe diese Krise
nicht aushält, ist sie ohnehin auf Sand gebaut, und man
muss sich mal grundsätzlich Gedanken machen.

Trotz des Sauna-Zwischenfalls wird es ein gutes Wochenende im Wellness-Hotel. Mir wird klar: Ich bin für Kitsch
in Form von weißen Bademänteln und Frühstück im Bett
noch empfänglicher als sowieso schon. Zum ersten Mal
kommt mir der Gedanke, mit Erol und Tim für längere Zeit
zu verreisen. Was haben wir zu verlieren? Höchstens die
immergleichen Tage zwischen Wäschetrockner und Wickeltisch. Erol teilt meine Auffassung zum Glück, und so beginnen wir zu fantasieren, wo wir die ersten beiden seiner vier
Vätermonate im Sommer verbringen könnten.

Wieder zurück in der Stadt, bestätigt ein Blick in den Kalender jedoch erst einmal: Jetzt droht Weihnachten. Und dies
soll das erste Weihnachten im Kreise unserer Kleinfamilie

werden. Mit Baum, Geschenken und allem, was dazuge-
hört. Zum ersten Mal werden wir Weihnachten in der Stadt
verbringen – und nicht, wie die meisten kinderlosen Zuge-
zogenen, im Kreise ihrer Herkunftsfamilien und alter Schul-
freunde.

Nun gilt es, eigene Rituale zu erfinden. Gehört der
Besuch der Christmette dazu? Welche Farbe sollen die
Christbaumkugeln haben? Und wo kauft man eigentlich
eine Krippe? Langsam können Erol und ich wieder über
uns lachen. Wir sind zwar beide zahlende Mitglieder der
katholischen Kirche und mit den meisten Sakramenten
gesegnet, haben uns aber dagegen entschieden, Tim taufen
zu lassen. Wir leben einen inkonsequenten, ritualbezoge-
nen Katholizismus. Bei jedem neuen Skandal wollen wir
austreten, tun es aber nicht. Ich bin nicht gerade stolz
darauf.

Wir einigen uns auf Christmette, rote Kugeln und ein
Hirschgulasch. Da Erol im Büro viel zu tun hat, überlässt er
mir nur allzu gern die Vorbereitungen, und so führen mich
meine Expeditionen so gut wie täglich in die Tiefen der
Galeria Kaufhof. Mit dem Kinderwagen transportiere ich
Christbaumkugeln und sogar einen Christbaumständer
nach Hause. Für Erol erstehe ich eine Kapuzenjacke, und
Tim soll ein Holzpuzzle bekommen.

Zum Glück gibt es im Kaufhof eine Ledersitzgruppe für
gelangweilte Männer, die auf ihre shoppenden Frauen warten – der ideale Ort zum Stillen. »Ihr Kinderlein kommet«,
schallt aus den Lautsprechern, als wir es uns dort bequem
machen. Ob Maria ihren Erstgeborenen gestillt hat? Wahrscheinlich. Unzählige Kunstwerke legen dies nahe. Ja, man
macht sich so seine Gedanken.

Geschenke und ein besonderes Essen gehören natürlich zu Weihnachten. Viel wichtiger ist mir aber, dass wir etwas Besonderes aus den Feiertagen machen. Ich will die Weihnachtsaufregung wieder spüren, die mir die Heiligen Abende mit meinen Eltern unvergesslich gemacht hatte.

Doch bevor wir Christi Stallgeburt im Kreise unserer Mini-Familie begehen können, ist die Weihnachtsfeier im Büro dran. Überraschenderweise bekomme ich eine Einladung, obwohl ich fest damit gerechnet habe, dass man mich, die in die unendlichen Weiten der Elternzeit abgetaucht ist, vergessen hat. Langsam stelle ich mir jedoch die Frage, ob ich das ohne Alkoholgenuss überlebe – und natürlich: Was in drei Teufels Namen soll ich anziehen? Meine Vor-Schwangerschaftshosen passen mir zwar irgendwie wieder, aber jedes einzelne Oberteil ist auf seine ganz individuelle Art zu eng geworden. Eine Bluse klemmt unter den Achseln, die nächste am Bauch, die dritte in der Taille. Das liegt nicht nur an den überdimensionalen Brüsten, ich bin – und diese Erkenntnis schmerzt sehr – insgesamt in die Breite gegangen. Ich bitte Erol, einen Samstagvormittag auf Tim aufzupassen, und stürze mich in den Vorweihnachtsshoppingtumult, bei dem ein neues Paar schwarze Schaftstiefel, gleichfarbige Lederleggings und eine, äh, schwarze Tunika mit Bindegürtel herausspringen.

Als gestiefelter Kater erscheine ich extra spät auf der Weihnachtsfeier – und die alkoholgeschwängerte Luft raubt mir kurz den Atem. Oh nein, da ist Kollege B., schnell in die andere Ecke des Saals. Sofort werde ich von den Müttern der Belegschaft belagert, gedrückt und geherzt. Ich bin nun eine von ihnen. Werde auch ich künftig um

16 Uhr den Rechner runterfahren – und trotz Teilzeitbezahlung die ganze Arbeit machen?

Erst mal tauschen wir Fotos und Geburtsgeschichten. Das ist sicher nicht das, was Karrierebücher als »Networking« beschreiben. Außerdem habe ich mich doch darauf gefreut, endlich einmal etwas anderes zu besprechen als die üblichen Brustentzündungs-Veteraninnengeschichten.

Ich eise mich los – und laufe direkt in die Arme eines jungen freien Mitarbeiters. Auch er gratuliert überschwänglich.

»Das sind ja tolle Neuigkeiten«, jubelt er.

»Stimmt es, was man hört? In welchem Monat bist du denn?«

»Mein Kind ist jetzt ein halbes Jahr alt«, ätze ich mit viel zu wenig Schärfe in der Stimme.

Auf dem neuen Stiefelabsatz mache ich kehrt. Ein Drink wäre jetzt gut. Ich schlucke dreimal trocken und verwünsche den Idioten. Welches Netzwerk muss ich anzapfen, damit der Typ nie wieder einen Fuß auf den Boden bekommt? Ich koche.

Wie verwundbar ich auf einmal bin. Kann mir denn wirklich jeder krumm kommen, jetzt, da ich ein kleines Kind habe? Reicht das als Einladung zum Überschreiten von Grenzen? Was in der Schwangerschaft mit dem überfallsartigen Anfassen meines Bauchs begonnen hat, setzt sich nun verbal fort. Als sei meine Persönlichkeit von einer geheimen Macht ausgetauscht worden. Was, wenn ich am Ende des Tages wirklich Opfer einer Gehirnwäsche geworden bin?

Eine Weile stehe ich am Rand der Tanzfläche und beobachte die Kollegen. Viele von ihnen haben kleine Kinder –

aber kaum einer hat sich auf mehr eingelassen als auf die zwei Vätermonate. Eine Kollegin, die ebendies ändert, muss ihnen automatisch als Kritik am eigenen Lebensentwurf vorkommen. Ich klammere mich an meine Cola und spiele mit dem Gedanken, einfach abzuhauen, da taucht mein Chef auf. Auch das noch.

»Und, wann kommen Sie noch gleich wieder?«, fragt er nach dem üblichen Wie-geht's-Geplänkel.

»Am 1. August«, antworte ich wahrheitsgemäß.

»Das ist doch toll«, sagt er freundlich. »Dann wünsche ich Ihnen bis dahin alles Gute. Stell ich mir herrlich vor, den ganzen Tag in Cafés sitzen. Und endlich all die Bücher lesen zu können, die man schon immer lesen wollte.«

»So ist es vielleicht nicht ganz«, erkläre ich. »Der Kleine verlangt mir schon recht viel ab.«

Ich schaue auf die Tanzfläche, inzwischen läuft ein alter Hit von Midnight Oil.

»Und wann ich das letzte Buch gelesen habe, weiß ich nicht mehr«, schiebe ich hinterher.

»*How can we dance when our beds are burning*«, grölt der Chef.

»*How can we dance when our earth is turning?*«

Ich mache unauffällig ein Handyfoto von ihm, speichere es unter seiner Telefonnummer und trabe davon. Als ich an der Tür bin, laufe ich Kollege B. doch noch in die Arme:

»Hey, Theresa, du bist ja immer noch da! Musst du nicht längst zu Hause sein?«

Ich bin sicher, er meint es nur gut. Und beschließe, mich fortan um meine ganz persönliche Weihnachtsplanung zu kümmern.

Ich will uns also ein Weihnachten bereiten, an das wir uns immer erinnern – das erste Fest mit unserem Kind, das erste Fest als Familie. Ich würde alles dafür tun, in die richtige Stimmung zu kommen, Sie wissen schon: leise Aufregung, Rührung, Freude. Doch es gelingt mir nicht. Zu sehr bin ich mit Kloputzen und Geschenkpapier-Nichtvergessen beschäftigt. Außerdem ärgere ich mich langsam über Erol, dass er die ganzen Vorbereitungen mir überlässt. Und dann auch noch Sex wollen! Ich mag mich selbst nicht mehr leiden.

Unter der heißen Dusche kommt mir eine Idee. Geht es Weihnachten nicht unter anderem darum, anderen eine Freude zu machen und Dankbarkeit zu zeigen? Ich will am Heiligen Abend denjenigen meine Aufwartung machen, die mir in diesem Jahr am meisten geholfen hatten: Schwester Marion und den anderen aus der Neonatologie. Mit Kuchen und Schnittchen. Denn auch am Heiligen Abend werden dort Frühchen versorgt werden müssen. Erol lacht mich zuerst aus, dann gefällt ihm die Idee doch. Also beschließe ich, zwei Napfkuchen zu backen.

Am Morgen des 24. Dezember sieht die Wohnung aus wie Kraut und Rüben. Ich liege im Bett und stille Tim, der offenbar gerade mitten in einem Wachstumsschub steckt. Er kann augenblicklich nicht genug bekommen und sucht ständig meine Nähe. Ich bin unendlich müde. Wie ich bis zum Abend ein würdiges Weihnachtsfest inszenieren soll, ist mir schleierhaft.

Da klingelt das Handy, es ist Erol.

»Sag mal, hast du den Verstand verloren?«

»Guten Morgen, Schatz. Was gibt's?«

»Du hast eine komplette Hirschkeule bestellt. Am Stück!
Ich hab eben hundert Euro beim Metzger gelassen!«

»Was? Ohh ...«

Was weiß ich, wie groß ein Hirsch ist. Verhungern
müssen wir jedenfalls nicht. Ich lege Tim auf seine Krabbeldecke und fange schon mal an, Zwiebeln zu schälen.
Binnen kürzester Zeit verwandelt sich unsere Küche buchstäblich in ein Schlachtfeld. Wir braten an, schmoren,
öffnen eine Weinflasche nach der anderen, hacken mehrere
Rosmarinsträucher, schnibbeln Sellerie. Das ganze Haus
duftet inzwischen nach Geschmortem. Tim findet offenbar
Gefallen an seinen irren Eltern und kürt den Kochlöffel zu
seinem neuen Lieblingsspielzeug.

Ich denke an meine Mutter. Sie hatte Weihnachten früher
oft Migräne, ich habe mich immer gefragt, warum. Jetzt
habe ich eine leise Ahnung. Gegen 19 Uhr quetsche ich
mich in mein kleines Schwarzes. Der seitliche Reißverschluss schließt nach einigem Rumgezerre, meine Brüste
liegen wie zwei blank polierte Weihnachtsäpfel in der Aus-
lage. Bin ich das?

Im Wohnzimmer zündet Erol die Kerzen an. Dann höre
ich eine Stimme, die klingt wie mein Schwiegervater. Liebes
Jesuskind, die werden doch wohl nicht überraschend ...?
Ich stürze in Richtung Baum. Doch da sind nur Erol und
Tim, sie liegen auf den Bäuchen vor dem aufgeklappten
Laptop und skypen mit der Herkunftsfamilie väterlicher-
seits.

Irgendetwas ist hier falsch. Je mehr ich mich nach Besinn-
lichkeit sehne, desto weniger gibt es.

Schnell die Funktionsjacke drüber und ab zur Kirche. In fünf Minuten beginnt die Christmette. Vor der Kirche stehen zwei Frauen in Warnwesten.

»Hier können Sie nicht mehr rein«, sagt die eine.

»Und mit Kinderwagen schon gar nicht«, ergänzt die andere.

»Wegen Überfüllung geschlossen!«

»Hey, hat nicht Jesus irgendwas mit ›Lasset-die-Kinder-zu-mir-kommen‹ gepredigt«, frage ich mehr verblüfft als zornig.

»Joa«, sagt die Erste. »Aber wenn's voll is', is' voll.«

Erol zupft mahnend an meiner Funktionsjacke, während drinnen der Organist in die Tasten haut. Wir hätten vor zwei Stunden hier sein sollen.

Ohne Gottes Segen spazieren wir zur Uniklinik. Die Napfkuchen warten in ihren Blechdosen auf dem Transportdeck des Kinderwagens. Ich klingele an der Neonatologie, und es scheint uns eine Ewigkeit her, seit wir das zuletzt getan haben.

»Ja, bitte?«

»Frohe Weihnachten, wir bringen Ihnen Kuchen und Stullen!«

So schnell war der Türsummer noch nie erklungen. Hinter dem Empfangstresen steht tatsächlich Marion – mit einem blinkenden Rentiergeweihhaarreif auf der rasierten Punkerfrisur.

»Det gloob ick jetz nich!«, ruft sie und zwickt Tim aus alter Gewohnheit in den Fuß.

»Proper, det Kerlchen! Schläft er denn schon durch?«

Wie bitte?

Gern nimmt Marion den Kuchen an, dann gibt es Alarm: eine zweiunddreißigste Woche. Wie Tim. Da begreife ich: Das größte Geschenk von allen liegt hier direkt vor mir, in einem Schneeanzug, der auch dringend mal wieder in die Waschmaschine müsste.

Am ersten Feiertag bekommen wir Besuch von Konstantin und seinem Freund Daniel, zwei schwulen Bekannten, die sich eine Prise Familienidylle abholen wollen, bevor der Partymarathon weitergeht. Hingebungsvoll loben sie das Hirschgulasch, das durch das Aufwärmen richtig gut geworden ist, und Tim, der in seiner Wippe mit am Tisch sitzt und aufgeregt strampelt.

»Du, was isst eigentlich der Kleine«, fragt Daniel und balanciert einen Löffel Cranberrygelee auf seinen Teller.

»Der kriegt bis jetzt Muttermilch«, erklärt Konstantin, den ich schon länger kenne, fachmännisch.

»Oh mein Gott«, mampft Daniel.

»Doch hoffentlich nicht jetzt?«

»Ehrlich gesagt, gleich wird es wahrscheinlich wieder so weit sein«, erkläre ich vorsichtig.

»Tim hat gerade eine gefräßige Phase. Keine Sorge, ihr müsst ja nicht dabei sein.«

So finde ich mich kurze Zeit später im Schlafzimmer wieder, während das Essen im Nebenzimmer ohne mich und Tim weitergeht. Aus Rücksichtnahme auf zwei Männer, an die vor nicht allzu langer Zeit per App willige, wildfremde Singles in unmittelbarer Umgebung orteten, um mit ihnen unverbindlichen Sex zu haben. Bin ich jetzt gemein und rücksichtslos, oder sind die beiden einfältig und hysterisch? Ich kann jedenfalls nicht entdecken, was an mir und dem

Vorgang des Stillens so ekelig sein soll, dass man dabei nicht in Frieden seine Mousse au Chocolat verzehren kann!

Bei der letzten U-Untersuchung hat mir unser Kinderarzt Dr. Kaiser versichert, es sei vollkommen in Ordnung, Tim mit fünf Monaten an Möhrenbrei heranzuführen. Für Anfang Januar, so habe ich es mir vorgenommen, wird Tim in den Genuss kommen. Ich bin schließlich immer schlapper geworden und habe das Gefühl, gar nicht mehr genug essen zu können, um die Milchmengen zu produzieren, die nötig sind. Co-Sleeping ist inzwischen die Regel, und es geht eigentlich leicht. Ich stille, wo ich gehe und stehe, einmal öffne ich sogar dem Paketboten mit Tim an der Brust die Tür. Man gewinnt wirklich eine gewisse Routine mit der Zeit – doch eine Sache bereitet mir langsam wirklich Sorgen: Mit Tims zunehmendem Gewicht schmerzen mir Schultern und Nacken. Ich entwickle einen ernsthaften Buckel. Krumm und schief, wie ich bin, sehe ich langsam aus wie ein altes Mütterlein.

Zwischen den Jahren herrscht bei uns schönster Familienfrieden, wir unternehmen zu dritt lange Spaziergänge, und als wir einmal durch die Potsdamer Parklandschaften schieben, die ich so sehr liebe, beginnt es leise zu schneien. Weiße Wattebäusche segeln durch die Luft und setzen sich auf unsere Mützen. Wir kaufen uns heißen Kakao und finden alles ganz wunderbar, wie es ist.

Die Zukunft beginnt mit einem Feuerwerk und einem ganz kleinen Glas Sekt für mich – nur allzu präsent sind mir noch die Auswirkungen, die Weißwein auf meinen Milchfluss hat. Stocknüchtern sitze ich unter lauter Betrunkenen. Erol spielt den DJ. Anstatt auf der Tanzfläche entfesselt zu Queens Rap zu tanzen, verbringe ich trostlose Stunden mit einer Schüssel Chips, über die Rolle von Alkohol als sozialen Kitt reflektierend. Bis mich die achtjährige Tochter der Gastgeber zu einer Runde Scrabble überredet und mich haushoch schlägt. Zum Glück rettet mich Tims Geschrei übers Babyfon vor einer weiteren Niederlage.

Wollen Sie einen weiteren Vorteil des Stillens wissen? Vergessen Sie das angeblich leicht verringerte Risiko für Gebärmutterhals- und Brustkrebs, Sie haben für ein paar Monate immer, wirklich immer, eine gute Ausrede parat. Ich harre also bis zwei Uhr nachts aus, bevor ich Tims Körbchen im Hausflur auf das Kinderwagengestell einrasten lasse, den Schal enger um meinen Hals schlinge und nach Hause aufbreche. Doch diese Stadt wäre nicht diese Stadt, wenn nicht immer noch Silvester-Kleinkrieg herrschen würde auf den Straßen. Mich überkommt eine ungeahnte Angst, ein Böller könnte sich auf Tims Daunensack verirren – so schiebe ich den Wagen in Schlangenlinien, bei Minusgraden und über festgefrorenen, grauen Schneematsch nach Hause.

Ein fröhliches neues Jahr!

# Januar

## Möhrchenmassaker

*Wie es zum Zerwürfnis mit dem Ehemann kommt,*
*ich ein Ganzkörper-Lätzchen aus einer Kaiser's-Tüte*
*bastle und Tim im Kleinkinderabteil von einer*
*bösen Dortmunderin angeniest wird.*

Im Einkaufsnetz liegen: zwei große Bündel Karotten,
Rapsöl, ein neuer Sparschäler sowie ein Pürierstab. Willkommen in der wunderbaren Welt des Zufütterns.

Nach und nach, so nehme ich an, wird meine Milch
weniger, und ich kann, wie ich es gelesen habe, alle paar
Tage eine weitere Stillmahlzeit durch Möhrenbrei und
Fruchtallerlei ersetzen. Vorratshaltung scheint mir dabei
am sinnvollsten. Also beschließe ich, den Brei selbst zu
kochen und portionsweise einzufrieren. Ich halte mich für
genial – als wäre ich der erste Mensch auf dem Planeten,

dem diese Idee gekommen ist. Sicherheitshalber verabrede ich mich mit der Hebamme zum »Abstillgespräch«, ein von den Krankenkassen finanziertes Kümmelteetrinken. Stolz berichte ich von den Mühen der Ebene, also von jenem Tag im Januar, an dem ich von morgens bis abends Möhren geschält, zerkleinert, gedünstet und püriert habe. Die Hebamme guckt von Tim hoch. Sie erinnert mich an eine Eule.

»Wie jetzt«, echot sie, »Möhren?«

»Ja, Möhren«, erkläre ich stolz.

»Und warum hast du keinen Pastinakenbrei gemacht? Der ist doch viel milder, gerade für den Anfang.«

Eine horizontale Sorgenfalte bildet sich auf Helens Stirn. »Hat diese Frau denn gar nichts verstanden?«, scheint sie zu denken.

Nun ist es so, dass ich selbst bei vorgehaltener Lauchstange eine Pastinake nicht als solche erkennen würde. Ich weiß weder, was eine Pastinake ist, noch, wie sie schmeckt. Ich verschränke die Arme vor der Brust und stelle auf stur. Darin bin ich in den letzten Monaten zur Meisterin geworden.

»Aber er wird nicht gleich vergiftet, wenn ich ihm Möhren gebe?«

»Solange du keine Gläschen fütterst, meinetwegen. Am besten fände ich sowieso, du würdest noch ein paar Monate weiterstillen.«


So ist es wohl. Jeder sagt einem etwas anderes. Der Kinderarzt rät zu vier Monaten voll stillen, die Hebamme zu einem Jahr, die WHO allen Ernstes zu zwei Jahren – wobei es da vornehmlich um Mütter geht, die keinen Zugriff auf sauberes Trinkwasser haben, mit dem sie Pulvermilch anrühren können. Und wir erinnern uns an die Mutter auf dem Cover des »Time«-Magazins, die ihren vierjährigen »Toddler« stillte.

Wie lange darf ich/muss ich/soll ich? Die Frage habe ich mir nie ernsthaft gestellt. Ich habe mich einfach entschieden, auf meinen dicken Bauch und den Kinderarzt zu hören, Letzterer ein Schulmediziner durch und durch, der stets mit den neuesten Studien winkt. Deshalb vertraue ich ihm: weil er keine festgefahrene Meinung hat, sondern bereit ist, seinen Standpunkt den aktuellen wissenschaftlichen Erkenntnissen anzupassen.

Also gibt es Möhrchenbrei, noch bevor Tim aus eigener Kraft sitzen kann.


Eines Mittags setzte ich ihn in die Babywippe, binde ihm ein Frotteelätzchen um und nähere mich mit einem Schälchen bedächtig temperierten Breis.

»Hallo, du kleines Mausgesicht«, beginne ich die Konversation mit meinem Jungen.

»Ein neuer Abschnitt deines bisher recht kurzen Lebens: Mama hat dir heute mal Brei gekocht. Sie tut ihn jetzt hier auf diesen Löffel, und du machst mal schön den Mund auf, ja?«

Tim strampelt mit Armen und Beinen. Seinem Gesichtsausdruck ist nicht zu entnehmen, ob er weiß, auf was er sich da gerade einlässt. Ich halte ihm den Plastiklöffel hin, er öffnet die Lippen zu einem Spalt und leckt an den pürierten Mohrrüben. Wie ein Goldfisch öffnet und schließt er den Mund, auf diese Weise gelangt ein Klecks Brei nach dem anderen in seinen Organismus. Nachdenklich dreht er nach wenigen Häppchen den Kopf zur Seite. Hat er überhaupt geschluckt, wird sein System das Unbekannte akzeptieren?

Ich nehme ihn hoch und versuche, es herauszufinden. Da huscht ein Lächeln über Tims Gesicht – und eine Sekunde später schnaubt er die orangefarbene Masse direkt in meine Haare. Karottenbröckchen zieren auch den Küchenschrank und natürlich Tim selbst. Jetzt fängt er auch noch an, den Brei in seinem Auge zu verteilen. Er schreit auf und nestelt panisch an meinem Oberteil.

Nachdem das Kind halbwegs beruhigt ist, lasse ich mich erschöpft aufs Sofa fallen und gebe ihm die Brust. Danach schläft Tim selig ein, und ich verbringe den Rest des Nachmittags damit, herauszufinden, dass Karottenflecken nicht rausgehen. Nein, auch mit Gallseife nicht. Echt nicht.

Was nun beginnt, möchte ich gerne die Putzteufelphase nennen. Bis dato machte Tim nicht viel Schmutz, von den dreckigen Windeln mal abgesehen. Wir benötigen keinerlei abwaschintensives Equipment für ihn, nur zwei Fläschchen und einen Dampfsterilisator. Die winzigen Wäscheteile – reinweiße Bodys und weiche Strampelanzüge – fallen in unserer Erwachsenenwäsche kaum auf. Das ändert sich mit dem Zufütterungsprogramm: Unsere Küche verwandelt sich in ein Atelier. Jeder Body ist orangefarben gesprenkelt. Auch ich selbst habe kaum ein unberührtes Kleidungsstück mehr: Mein Wohnungsoutfit beschränkt sich auf einen grauen Kapuzenpullover von Erol und eine geringelte Leggings. Schaffe ich es doch mal vor die Tür, ziehe ich einfach eine Jeans und meine neue Funktionsjacke drüber, die ich heiß und innig liebe.

Die Vision – eine Stillmahlzeit zu ersetzen – entpuppt sich als unrealisierbar. Tim akzeptiert zwar zwei, drei Löffel Brei als Amuse-Gueule, aber nur, um sich danach umso intensiver um meinen Busen zu kümmern. Wieder eine Sache, die ich mir irgendwie anders vorgestellt habe. Das Abstillen, und damit die Unabhängigkeit, rücken in weite Ferne, und ich freunde mich mit dem Gedanken an, erst mal weiter zu stillen.

Es ist übrigens komisch, Derartiges mit anderen zu besprechen. Erol hat zunächst kaum Verständnis. Er nimmt an, Tims mangelndes Interesse an »richtigem Essen« läge an der Qualität des Breis. Folglich schält er nach Feierabend irgendwelches Gemüse und dünstet, als ginge es nicht nur ums Rechthaben, sondern auch um sein Leben. Unsere Wohnung ist eine asiatische Garküche – meine Laune sinkt dank mangelnder Sonneneinstrahlung und permanenter Müdigkeit ins Bodenlose. Die Tatsache, dass Erol immer nur exakt die Hälfte des Geschirrs abwäscht und die andere Hälfte in einer Kloake »zum Einweichen« im Bassin stehen lässt, tut ihr Übriges.

Natürlich will Tim auch von Erols Breivariationen nur winzige Mengen probieren. Und wenn ich danach stille, heißt es: »Willst du ihm wirklich jetzt schon die Brust geben? Soll ich nicht lieber noch ein Löffelchen versuchen?«

Ich fühle mich ungerecht behandelt und belehrt. Niemand, Erol eingeschlossen, hat eine Vorstellung davon, wie es ist, dieses Kind zu ernähren. Ich weiß am besten, wann es Hunger hat und was es braucht. Natürlich trifft mich Erols Vorwurf, ich würde den Weg des geringsten Widerstands gehen. Über ein paar Tage hinweg geraten wir immer wieder heftig aneinander – und wenn ich darüber nachdenke, spielt fehlende Anerkennung wohl die größte Rolle. Ich sehne mich nach Streicheleinheiten, einer Nackenmassage und danach, dass mir jemand das Essen hinstellt. Und Erol will einfach nur in der Lage sein, auch mal für sein Baby sorgen zu können. In der Theorie ist man immer schlauer.

Nicht nur Kinder befinden sich in »Phasen«, auch Eltern. Und wir sind in einer nicht so tollen Phase. Die Anfangs-euphorie ist verflogen, Erol arbeitet mehr denn je, und mir werden die Tage zu lang. Also buche ich eine Bahnfahrt, um die Herkunftsfamilie meinerseits zu besuchen und um mich mal wieder so richtig schön bemuttern zu lassen.

Erol zeigt sich begeistert: »Du lässt mich eine Woche durchschlafen, in Ruhe arbeiten, abends so lange fernsehen, wie ich will?«

Andächtig nimmt er meine Hände in seine.

»Ich danke dir. Ja, ich danke dir wirklich.«

Mir ist nicht klar gewesen, wie dringend er eine Pause vom Familienalltag braucht. Seine ehrliche Freude über meine und Tims Abwesenheit beleidigt mich trotzdem. Er könnte wenigstens vorgeben, mich bereits jetzt zu vermissen! Ich setze die Kapuze des fleckigen Kapuzenpullovers auf, schalte den Wasserkocher an und schmolle.

Wenige Tage später mache ich mit einer Institution Bekannt-schaft: dem Kleinkinderabteil. In den meisten Fernzügen der Deutschen Bahn befindet sich ein solches – es wird, wenn gerade keine Kinder in Sicht sind, gern von daddeln-den Siebzehnjährigen mit Käsefüßen genutzt.

Ohne Kind war die Bahnfahrt zu meinen Eltern für mich meist ein großer Spaß gewesen: ein, zwei Bücher und dann einschlafen. Nun ist es die Hölle. Und, ich sage es ganz offen, das liegt wirklich nicht an den süßen Kindern, sondern an deren Müttern und Vätern.

Wo soll ich anfangen?

Da ist zunächst mal der Proviant – als gelte es, zu einer mehrwöchigen Expedition aufzubrechen. Plastikdosen voller Gemüsesticks, Dinkelkekse, Saftflaschen, Bananen, Äpfeln, Weintrauben, Reissalat vom Vortag.

Dann das Spielzeug. Ist doch bloß Spielzeug, werden Sie sagen. Nein! Haben Sie schon mal fünf Stunden lang die Geräusche eines Tiptoi-Buches mit angehört? Da hat das Kind einen batteriebetriebenen Stift, mit dem es über die Abbildungen eines sprechenden Bilderbuchs fahren kann. Uaaaah, ein Löwe! Gut gemacht!

1. Natürlich ist es okay, seinem Kind im Kleinkinderabteil vorzulesen. Leise vorzulesen. Aber permanent in Dutzi-dutz-Deutsch und in einer Lautstärke, die die Bahnansagen noch übertönt?

2. Natürlich ist es okay, seinem Kind Sehenswürdigkeiten zu zeigen. Aber einen dösenden Zweijährigen zu wecken, um ihm die Schönheit Porta Westfalicas (»Hier wohnt doch Großonkel Bernie, nun schau doch mal!«) zu zeigen, halte ich für ein Verbrechen gegen die Mitreisenden.

3. Natürlich ist es okay, sein Kind im Zug zu wickeln. Aber ganz ehrlich, dafür gibt es einen Wickeltisch im Behindertenklo. Den Tisch im Kinderabteil zu benutzen ist im wahrsten Sinnen des Wortes: beschissen.

Im Kleinkindabteil habe ich alles über die Konversation mit anderen Müttern gelernt. Am Anfang steht stets die Frage nach dem Alter. Die neutrale Grundlage ist deswegen wichtig, weil man einordnen will. Der Vergleich ist das auffälligste Kommunikationstool unter Müttern. Er dient dazu, die Normalität des eigenen Nachwuchses zu beweisen, wenn es um Größe und Gewicht geht. (Wenn Intelligenz und Schönheit gefragt sind, ist natürlich eher das Außergewöhnliche wichtig.)

Silke steigt in Hannover zu. Sie kommt schon fluchend herein, denn ihr monströser Teutonia-Wagen passt eben nur gerade so durch die schmalen Gänge des ICEs. Weil »die scheiß Bahn« auch »schon wieder« die Wagenreihung falsch angezeigt hat, mussten sich Silke und ihr Wagen erst durch zwei Großraumwagen quetschen, wobei sie »verschiedene Managerfüße« gerammt hat. Nun aber hat es Silke ja endlich geschafft, kann sich aufs Polster sinken lassen, den kleinen Fritz aus dem Schneeanzug befreien und die andere Mutter im Abteil, nämlich mich, volltexten.

Um es zusammenzufassen: Silke glaubt, dass alles scheiße ist. Doch das Allerschlimmste, sagt sie, sei ihre aufkommende Erkältung und dreht sich zum Niesen in Richtung Tim, der auf dem Boden auf der Krabbeldecke strampelt.

»Wie alt?«, fragte sie und schneuzt sich ausführlich in ein Papiertaschentuch. »Der hat doch bestimmt noch Nestschutz?«

Davon habe ich schon mal gehört: Angeblich bekommen Babys in ihren ersten Lebensmonaten kaum Infekte, vor allem dann nicht, wenn sie gestillt werden. Doch muss diese Fremde ihn deswegen mit ihren Keimen besprühen? Ich spüre meinen Hals förmlich kratzen. In dieser trockenen Heizungsluft vermehren sich die Bazillen sicher besonders effektiv.

Silke lässt sich von meinem besorgten Blick nicht irritieren. Draußen fliegt die Landschaft vorbei, drinnen fliegen die Viren. Tim beginnt unruhig zu werden. Zeit für seine Mittagsmahlzeit. Ich krame nach dem Möhrenbrei, lege Tim über die Schulter und schwanke ins Bordbistro, wo ich Tims Lieblingsessen »handwarm« erwärmen lasse. Ich bin vorbereitet: aus einer Kaiser's-Tüte habe ich bereits zu Hause ein Ganzkörperlätzchen gebastelt. Ich will schließlich kein Kleckerinferno veranstalten.

Silke, der schlafende Fritz liegt friedlich in ihren Armen, beobachtet mein Bemühen interessiert. Und schon sind wir in einer Zufütter-Debatte, wie sie nur Mütter führen können. Sie fachsimpelt über die Farbe der kindlichen Exkremente, über die gescheiteste Löffelform bis zum Oxy-Action-Fleckentferner. Ihre Sätze fangen mit »Du solltest unbedingt« an und enden mit »... ich mein ja nur. Aber das muss jeder für sich selbst entscheiden«.

Nach fünf Löffeln Brei, von denen die Hälfte im Spucktuch landet, nehme ich das Stillhütchen aus der Dose. Hätte ich nicht tun sollen, denn nun hat Silke bis Dortmund ein neues Thema: Stillhütchen-Abhängigkeit und Saugverwirrung. Tim rollte auch schon ganz komisch mit den Augen, offenbar war nicht nur ich genervt.

Da öffnet sich die Schiebetür, und der Schaffner kommt herein: »Die Fahrkarten, bitte!«

Geschieht das gerade wirklich? Ich fühle mich wie die Protagonistin einer Sitcom, als ich den Schaffner zu meiner Handtasche dirigiere, in der sich die Unterlagen befinden.

»Na dann, tschüß«, sagt der Schaffner. »Schön, wenn man das Bordrestaurant immer dabeihat, woll, Kleiner?«

Tims Großeltern warten bereits auf dem Bahnsteig. Ich war selten glücklicher, sie zu sehen. »Wir haben eine Überraschung für dich«, erklärt meine Mutter. Ganz rotwangig ist sie vor Vorfreude auf ihren Enkel.

»Ja?« Ich hoffte auf einen großen Topf ihres fantastischen Nudelsalats.

»Also, der Tim muss ja auch irgendwo schlafen, da haben wir ein Reisebett gekauft!«

»Hmmm … toll!«

Stolz präsentiert sie später das Bettchen, das sie bereits im Gästezimmer aufgebaut hat – komplett mit Bettwäsche und Stoffhasen. Ich hätte mich am liebsten selbst reingelegt.

»Das sieht kuschlig aus«, sage ich.

»Bloß: Tim schläft eigentlich immer bei mir. Ist praktischer, wenn er nachts gestillt werden will. Dann muss ich nicht aufstehen und werde nur halbwach.«

Meine Mutter setzt sich an den Küchentisch. »Du hast als Baby immer in deinem Bettchen geschlafen.«

»Das kann doch nicht sein. Ich werde doch auch nicht von Anfang an durchgeschlafen haben?«

»So genau weiß ich das nicht mehr.«

Auch ich war als Frühchen auf die Welt gekommen – und wurde, typisch siebziger Jahre, direkt in einen Inkubator verfrachtet. Meine Eltern durften mich zunächst nur ansehen, aber nicht anfassen. Zu trinken bekam ich Milchpulver: Muttermilch war damals nicht besonders trendy. Schließlich war gerade erst das Convenience-Food erfunden worden, das den Hausfrauen das Leben erleichtern sollte. Wieso sollten davon nicht auch schon die Allerkleinsten profitieren?

Meine Mutter sagt, keine ihrer Freundinnen und Nachbarinnen hätte damals gestillt. Es entsprach, genau andersrum als heute, einfach nicht dem Zeitgeist. Insofern ist es für sie – und erst recht meinen Vater – vollkommen ungewohnt, mich stillen und mit Tim das Lager teilen zu sehen.

Mein Vater ist grundsätzlich davon überzeugt, nur dann etwas mit Kindern anfangen zu können, wenn man mit ihnen herumtoben und sich mit ihnen verständigen kann – also nach etwa eineinhalb Jahren. Babys, die rund um die Uhr Pflege benötigen, sind ihm eher suspekt. Meine Mutter gesteht auf meine Nachfrage, dass er noch nie ein Baby gewickelt hat. Mit anderen Worten: Er hat auch mich nie gewickelt. Ich beschließe, es ihm beizubringen.

Ganz anders reagiert meine siebenundneunzigjährige Oma. Tim hat nämlich das große Glück, seine Uroma noch erleben zu dürfen. Für sie ist das Stillen ganz normal, zwei Babys hat sie in der harten Zeit nach Kriegsende so durchgebracht. Ihre größte Sorge war, so erinnert sie sich, nicht genug Milch produzieren zu können. Die Hebamme, die half, meine Mutter auf die Welt zu bringen, »hatte von Tuten und Blasen keine Ahnung«, sagt Oma. Vom Stillen wohl erst recht nicht, denn so hätte sie meiner Oma die Angst davor nehmen können, nicht zu genügen.

Da sitze ich nun auf dem elterlichen Ledersofa und stille Tim unter den Argusaugen zweier Generationen. Mir wird klar: Wie man es macht, macht man es richtig. Es gibt keinen Königsweg. Ausprobieren und verwerfen – das ist vollkommen in Ordnung. Nur eine Sache sollte man echt vermeiden: Anderen Frauen erklären, wie es geht.

In der Nacht, Tim und ich teilen uns mein altes Bett, weckt mich ein seltsames Schniefen. Ich taste nach dem Knopf der Nachttischlampe. Was war das? Ich drehe mich zu Tim um und sehe, dass er ziemlich rote Wangen hat. Einmal Hand auf die Stirn legen bestätigt meinen Verdacht: Das muss Fieber sein. Mist, ausgerechnet jetzt. Und seine Nase ist auch verstopft. Danke, liebe Silke aus Dortmund.

Ein Baby mit verstopfter Nase zu stillen ist natürlich erst mal nicht möglich: Es kann beim Saugen nicht atmen. Darüber ist es dann, gelinde gesagt, nicht erfreut. Ein Barrakuda-Baby wie Tim, für das es immer schnell gehen muss, erst recht nicht. Das Ziel muss also sein, die verstopfte Nase schnellstmöglich wieder frei zu bekommen. Und jetzt kommt's: Es gibt keine Hebamme, die einem nicht empfiehlt, es erst mal mit ein paar Tropfen Muttermilch zu probieren, die »in die Nase geträufelt« werden sollen. Helen ist Vorstandsvorsitzende im Club der Nasenträufler.

Was bleibt mir auch anderes übrig, in Ermangelung von Nasentropfen für Säuglinge? Ich nehme Tim auf den Arm und untersuche den gut gefüllten Medikamentenschrank meiner Eltern. Da, noch ein abgelaufenes Fläschchen Nasentropfen! Mir geht es ja nur um die Pipette. Ich koche sie ab.

Dann knöpfe ich mein flauschiges Pyjama-Oberteil auf und versuche, etwas Milch auszustreichen. Fast scheint es so, als würden mir meine Brüste von schräg unten einen vorwurfsvollen Blick zuwerfen, sonst passiert nichts. Ich stehe wieder auf, um zwei feuchtwarme Waschlappen zu holen.

Tim schmatzt und tastet nach mir – er hat Hunger. Vielleicht sollte ich es erst mal ausprobieren? Ich lehne mich an die kalte Zimmerwand und lege ihn an, doch es kommt, wie es kommen musste: Tim saugt und verschluckt sich, weil er nicht durch die Nase atmen kann. Aber wenigstens fließt die Milch. Eigentlich muss ich doch bloß die Pipette im richtigen Moment in seinen Mund stecken, etwas absaugen und ihm dann ins verstopfte Nasenlöchlein stecken!

Zwölf Semester habe ich studiert, zudem noch eine Ausbildung absolviert. Ich kann sogar mein Fahrrad selbst reparieren – aber nun bin ich, frierend in meinem alten Kinderzimmer, mit meinem Latein am Ende.

Ich warte einen Augenblick, bevor ich Tim das Glasröhrchen in den Mund stecke. Es macht leise »schlurp«: zwei Tropfen Milch sind in das Behältnis geblubbert. Den strampelnden Tim lege ich auf die Bettdecke, beuge mich blitzschnell über ihn und – tue es. Während der kurzen Schrecksekunde geschieht gar nichts. Doch dann verfärbt sich Tims Gesicht klatschmohnfarben, der Mund verzerrt sich, und die Augen verengen sich zu schmalen Schlitzen: »Waaah! Waaaaaaah!« Ich nehme Tim und wiege ihn hin und her.

Nachbars Hund fängt an zu bellen. Waren das Schritte im Flur? Meine Mutter steht im weißen Seidenbademantel in der Tür:

»Um Gottes willen, was ist denn passiert?«

Gemeinsam versuchen wir es noch einmal. Ob nun durch das anhaltende Schreien oder die wenigen Tropfen Milch: Tim bekommt wieder Luft durch die Nase und lässt sich durch langes Saugen an seiner Lieblingsbrustseite beruhigen – bis nach etwa fünfundvierzig Minuten das Spiel von vorne losgeht und danach wieder.

Meine Brust lässt sich nicht überlisten: Im Ausstreichen war ich noch nie gut. Im Gegenteil: Es tritt immer nur dann Milch aus, wenn ich es gerade nicht gebrauchen kann. In der Sauna oder einmal beim Anblick eines schreienden Säuglings in der S-Bahn.

Gegen sechs höre ich die Kaffeemaschine aus der Küche sprotzeln. Das tut gut: ein heißer Schluck Milchkaffee.

Meine Mutter meint: »In zwei Stunden macht die Apotheke auf.«

Wir überbrücken die Zeit mit Rührei und Rumtragen, dann kaufe ich für knapp zwei Euro das Wunderzeug, das mir die nächsten Tage rettet: ein Fläschchen abschwellende Nasentropfen für die Allerkleinsten.

Trotzdem ist Tim so unleidlich, dass er nachts viel öfter an die Brust will als sonst – daran mag nicht nur der Infekt, sondern auch die fremde Umgebung schuld sein. Entsprechend übermüdet schleppe ich mich durch die Tage. Ständig kommt Besuch: Gerührte Kegelschwestern und -brüder meiner Eltern, Großonkel, Neffen, Cousinen und Nachbarn geben sich die Klinke in die Hand. Viele werden Zeugen, wie ich stille, denn ich sehe irgendwann nicht mehr ein, mich zu diesem Zweck vom Kaminfeuer ins kühle Schlafzimmer zurückzuziehen.

Die Kommentare der Leute an mir abprallen zu lassen fällt mir schwer. Die Herren sprechen meist vom Schnitzel, das der Kleine sicherlich bald »anstatt der fettigen Muttermilch« zu sich nehmen könne. Die Damen finden meist, dass es besser sei, dem Kleinen »nicht immer sofort« die Brust zu geben – irgendwann müsse er schließlich lernen, dass nicht jeder Wunsch im Leben unmittelbar erfüllt werden könne. Bei wieder anderen ist es beliebt, das Baby zu streicheln oder zu berühren, während ich es stille, was sich wiederum so anfühlt, als würden sie mich antatschen.

In mir wächst der Groll, aber ich habe auch keine Lust, immer wieder dieselben Argumente vorzubringen. Ich bin ja selbst nicht restlos überzeugt von dem, was ich tue.

Außerdem befinde ich mich in der – für jeden unübersehbar – schwächeren Position: Mit einer nackten Brust und einem stattlichen Halbjährigen auf dem Arm lässt es sich nicht besonders trefflich über Grundsätzliches streiten.

Es gibt aber auch eine lustige Szene im Strom der Besucher. Einer angeheirateten Tante entfährt beim Anblick meines schwarzen Still-BHs:

»Mein lieber Scholli, der sieht ja aus wie ein Bondage-BH!«

Dass sie irgendeine Affinität in diese Richtung hat, war in unserer Familie bisher nicht bekannt.

Nach dem furchtbaren »Anita«-BH hatte ich nach schickeren Modellen geforscht. Und war fündig geworden. Wieder einmal sind es die Skandinavier, deren Design mich überzeugt: »Boob« heißt die Firma, die extrem hübsche und praktische Still-BHs herstellt. Ich trage nichts anderes mehr als die Modelle »Fast Food« und »Fine Dining«.

Ich bin sehr froh, dass Tim den Infekt nach einigen Tagen wieder los ist. Morgens früh ist der Garten voller Rauhreif, Spinnweben glitzern in der Sonne. Wir genießen die klare, kühle Landluft und machen lange Waldspaziergänge. Tim schmiere ich Allwettercreme gegen den Frost ins Gesicht. Seit Jahren bin ich nicht mehr so viel draußen gewesen. Die klirrende Kälte hat eine dicke Eisschicht auf den Dorfsee gezaubert. Im Keller finde ich meine alten Schlittschuhe und drehe ein paar Runden, während meine Mutter mit Tim und einer Thermoskanne Tee am Ufer wartet. Ich merke, wie meine alte Kraft langsam zurückkehrt – auch dank des ungestörten Mittagsschlafs, den meine Eltern mir ermöglichen. Die zwei Stunden Schlaf mitten am Tag verleihen mir ein völlig neues Körpergefühl. Mir wird klar: Diese ersten Monate ohne ausreichende Ruhephasen überlebt man zwar irgendwie – aber wie leicht ist das Leben mit Schlaf! Diese überschüssige Energie!

Das findet übrigens auch Erol. Der hat seine Ausgehpläne komplett verworfen und geht neuerdings jeden Abend um 21 Uhr schlafen.

»Ich bin ein anderer Mensch«, konstatiert er am Telefon, im Hintergrund höre ich das dreitönige Türschließgeräusch der S-Bahn.

»Du wirst mich nicht wiedererkennen.«

Allerdings wache er dreimal pro Nacht auf und frage sich, wo Tim und ich seien. Er senkt seine Stimme.

»Ich vermisse euch. Ein bisschen.«

Ich sage ihm, wir würden noch so lange bei meinen Eltern bleiben, bis wir ihm richtig fehlen. Ist es schlimm, dass ich nicht ihn, sondern nur unsere Fernsehabende mit Spaghetti Bolognese vermisse?

Wir besprechen, dass ich eine weitere Woche bleibe – und wir uns erst zum Geburtstag von Erols Vater wieder treffen. Das große Familienfest findet nicht weit entfernt statt, und das Ganze hat zudem den Vorteil, dass ich nicht wieder alleine mit irgendwelchen Silkes zurück in die Stadt fahren muss. Meine Mutter, wie gesagt Freundin der Convenience-Küche, überzeugt mich schließlich, Tim Gläschenkost probieren zu lassen, anstatt selber alle zwei Tage Möhrchen zu zerkleinern. Sie hat noch erlebt, wie hart es für ihre Mutter war, das Gemüse selbst zu ziehen und zu ernten – sie kennt die mannigfaltigen Vorteile der Fertignahrung und will auch mich daran teilhaben lassen.

»Keine Kost wird in diesem Land so gut kontrolliert wie Babynahrung«, erklärt sie.

Ich weiß nicht, ob das stimmt, aber es klingt zumindest echt gut. Vielleicht hat sie auch einfach keine Lust mehr auf das Möhrchen-Massaker in ihrer Küche.

Also machen wir uns nach dem täglichen Mittagsschlaf auf in den örtlichen Drogeriemarkt. Bedächtig schreiten wir die Regalreihe mit den entsprechenden Produkten ab: Von der Fischsuppe bis zum Nudelgericht gibt es alles, was auch auf Erwachsenen-Speisekarten heimisch ist. Natürlich gibt es fertigen Möhrchenbrei, praktisch portioniert – preisgünstig sogar. Ob Tim den essen wird?

Und wie er isst. Er stopft sich das Zeug geradezu rein, schlägt mit den Fäustchen auf den Tisch, wenn nicht schnell genug Nachschub kommt, schmatzt und macht: »MMMMMMHHHHHHJAJAJA!«

Es ist so weit: Ich kann mittags eine Stillmahlzeit weglassen. Die ersten paar Male bilden sich noch feuchte Milchseen auf meinem T-Shirt, dann nicht mehr. Was hat die Gläschenkost, was meine selbst zermanschten Möhrchen nicht haben? Ich werde es nie erfahren. Vielleicht kommt Tim nach seiner Oma und bevorzugt einfach Fertignahrung.

Faszinierend, wie der Körper sich anpasst. Sofort werden meine Brüste weicher. Es fühlt sich an, als habe Tim seine Kisten gepackt und sei ausgezogen: Er braucht mich nun nicht mehr! Ich verdrücke ein paar Tränen. Ist das der Beginn der hormonellen Talfahrt, die mir beim Abstillen bevorstehen wird?

Ich rufe meine Freundin Natascha an, während ich Tim im Wagen über den Deich schiebe. Der Wind pfeift scharf vom Fluss herüber, ein paar dicke Krähen wackeln über den Weg. In den Weidezäunen haben sich knisternde Plastiktüten verfangen. Ich ziehe die Kinderwagen-Regenhaube fest, wobei mir die Hand mit dem Handy steif friert. Natascha musste ihre beiden Söhne bereits nach wenigen Monaten abstillen. Den Erstgeborenen, weil sie wegen einer fiesen Mandelentzündung Antibiotika nehmen musste, den Zweitgeborenen, weil der Arbeitgeber sie auf eine einwöchige Dienstreise schickte. In beiden Fällen musste sie Medikamente nehmen, um den Milchfluss zum Versiegen zu bringen.

»Es war nicht schön«, berichtet sie.

»Mir fielen die Haare aus, und irgendwie verkraftete ich das nächtliche Aufstehen nicht mehr so gut. Ich wurde müde, unerträglich müde.«

Ihr schweres Seufzen mündet in ein Lachen. Eine kleine Depression war es wohl schon, die sie gehabt hatte, meinte sie – weil sie die beiden lieber noch weiter gestillt hätte.

Eine Frage des Bauchgefühls. Ich solle einfach auf meine innere Stimme hören, rät sie. Es sei doch ein gutes Zeichen, dass Tim den Brei so gut annehme. Dann muss Natascha Schluss machen. Die Kinder wollen aus dem Hort abgeholt werden.

»Aber sag mal, habt ihr immer noch keinen Sex gehabt? Nee, oder?«

»Nee.«


Erols Vater feiert seinen Geburtstag in einem schicken Restaurant. Es gibt eine lange Tafel, die mit einem weißen Tischtuch gedeckt ist, silbernes Besteck und allerlei fragile Zuckerdosen, Vasen mit Schleierkraut und Zierkiesel ... so was fällt einem nur auf, wenn man ein Baby auf dem Schoß hat, dessen großes Hobby das Befühlen und Greifen von Alltagsgegenständen ist. Pünktlich zur Rede des Geburtstagskindes beginnt Tim, mit klarer Absicht an meiner Bluse zu nesteln. Unauffällig ziehe ich ihn weg und gebe Erol ein Zeichen. Er nimmt ihn auf den Arm, doch Tim hat das Spiel durchschaut: Er nimmt absolut keine Rücksicht auf die delikaten Umstände und streckt beide Arme nach mir aus.

»Es ist so schön, dass so viele gekommen sind«, setzt mein Schwiegervater an, der am Kopfende der Tafel steht und von Erols zwanzigjähriger Schwester gefilmt wird.

»Von nah, wie die Schultes aus Recklinghausen. Aber auch von weit, wie …«

Sein Blick sucht sein einziges Enkelkind, das mit geöffnetem Mund vor meiner Brustwarze liegt und die ungewöhnliche Geräuschkulisse verfolgt.

»… der kleine Tim!«

Zwanzig Köpfe plus Videokamera drehen sich zu uns um. Tim dreht sich noch ein Stück von mir weg, so dass meine stillbereite Brust für jeden im Raum sichtbar ist.

»Ja, mein Kleiner, wer satt ist, ist satt – da kann die Mama sich wieder anziehen, nicht wahr!«

Bis auf Erols Hipster-Cousinen, die desinteressiert mit ihren High Heels übers Parkett scharren, lachen alle.

Ich merke, wie mir das Blut ins Gesicht steigt. Von nun an gelte ich in meiner Schwiegerfamilie als Öko-Hippe, die »das arme Kind« weit über dessen Bedarf hinaus stillt. Ja, ich bin sicher, dass sie mir auch einen gewissen Exhibitionismus unterstellen. Entspannt damit umgehen kann ich nicht:

Es ist mir höllisch unangenehm.

# Februar

## Kitawahnsinn

*Wie Klein-Lotta und ich Fluchtpläne schmieden,*
*Tims frühkindliche Entwicklung fünf Minuten*
*massiv gefördert wird (really!) und es ab sofort*
*heißen muss: »51 Shades of Grey«.*

Bettina ruft an, sehr aufgeregt. »Stell dir vor«, wispert
sie in den Hörer, »ich war nur kurz im Bad, bei offener Tür natürlich, und als ich wieder in die Küche komme,
ist Klein-Lotta einfach weg!«

»Wie bitte?«, frage ich, schließlich ist Klein-Lotta gerade
mal wenige Wochen alt. »Wo ist sie denn hin?«

»Sie ist unter den Schrank gerollt! Von der Krabbeldecke! Ganz allein!«

Bettina ist überwältigt. Ich bin es auch.

Kinder eines gewissen Alters fangen ohne Vorwarnung an, sich selbständig fortzubewegen. Eltern erschrecken meist gewaltig.

Sie sind es ja bis dato gewohnt, das Kleine überall ablegen zu können. Plötzlich geht das nicht mehr so einfach. Dann schlägt die Stunde des Steckdosenschutzes und des Laufstalls.

Unsere kleine Familie war einmal in einem vegetarischen Clubrestaurant essen. Tim lag schön weich auf einer gepolsterten Bank und schlief, während wir darauf anstießen, dass sich unser Leben eigentlich kaum verändert hat.

»Die anderen spinnen alle mit ihrer Paranoia«, erklärte Erol.

»So ein Baby kann man überall mit hinnehmen«, pflichtete ich ihm bei, den langen Blicken der Kellnerin ausweichend.

Selbstgerechtigkeit ist typisch für junge Eltern. Die Rechnung folgt in diesem Fall umgehend: nämlich in Form einer durchwachten Folgenacht, in der unser Baby die vielen vegetarischen Eindrücke aus der Berliner Restaurantwelt verdaut. Von dem furchtbaren Folgetag, den wir übermüdet totschlagen sowie der anschließenden Nacht, in der wir mit gedämpften Stimmen darüber streiten, wer von uns beiden es nun schwerer hat, ganz zu schweigen. Ich natürlich, denn ich stille ja.


Bettina hat nun einen Laufstall angeschafft, ein Achteck aus Kiefernholzstäben mit Bärchenmatratze und Bärchenhimmel. So hat sie ab und zu die Hände frei, um den Abwasch zu machen. Lotta übt währenddessen unter wolfsartigem Geheul, sich an den Stäben hochzuziehen.

Klar, sie würde sich lieber wie andere Babys unter den Schrank rollen und mit Staub einreiben.

Auch wir haben unsere Wohnung nun kindersicher gemacht. Dazu gehören klassischerweise Plastikeinsätze für die Steckdosen, die Verbannung der gläsernen Bodenvase und sämtlicher filigraner Dekoration in den Keller, aber auch das Wegschließen der Putzmittel. Es ist ein bisschen kahl bei uns, woran der Erste-Hilfe-Kurs für Babys nicht ganz unschuldig ist. Er wurde geleitet von einer mit allen Wassern gewaschenen Kinderkrankenschwester, die recht bildhaft von Verätzungen, keimenden Haselnüssen in Lungenflügeln und dem Horror, der von den großelterlichen Gartenteichen ausgeht, berichtete:

»Eenmal uff der feuschten Teichfolie ausjerutscht, und tschüssi!«

Die Krönung war der Einwurf eines fahrig wirkenden Vaters. Er hätte gerade eine neue Wohnung gekauft, »im Zentrum, mit großer Dachterrasse«. Wie könne er das Geländer sichern? »Wohnung verkaufen«, schallte es wie aus einer Kehle zurück. Häme ist neben Selbstgerechtigkeit jungen Eltern auch nicht fremd.

Ich für meinen Teil wittere nun überall Gefahr. Fast hätte ich sogar diese Gummi-Ecken gekauft, die man auf spitze Tischkanten stecken kann, damit das Kind sich nicht stößt. Doch dagegen wettert Nachbarin Betty im Hausflur – ihr Enkel hat sich mal eine Gummi-Ecke so tief in den Mund gesteckt, bis sie sich hinten im Hals festgesetzt hatte. Nur durch ihren beherzten Einsatz mit der Kneifzange konnte sie das Vakuum lösen. Gut, es blutete heftig, aber das war zum Glück nur der verletzte Gaumen. Bettys Motto: Lieber ein paarmal kräftig mit dem Schädel an der

Tischkante anstoßen, als an Sicherheitsmaßnahmen zu ersticken.

Ich indes beginne unsere zweimonatige gemeinsame Elternzeit zu planen. Weit weg soll es gehen: nach Südafrika. In unserem deutschen Sommer soll dort frühlingshafter Winter herrschen, die südafrikanische Nachsaison. Dieselbe Zeitzone soll es schon sein – denn nichts stelle ich mir schlimmer vor, als ein Baby mit Jetlag. Aber zwei Stunden Zeitverschiebung sollten machbar sein. Die USA, die wir auch gerne bereist hätten, fallen daher aus. Auch deshalb übrigens, weil es tatsächlich Bundesstaaten gibt, in denen Stillen in der Öffentlichkeit besonders ungern gesehen wird.

Ich buche unsere Flüge und ein Bassinet für Tim – das ist ein kleines Körbchen, das man an der Flugzeugwand einhängen kann. Einen eigenen Platz muss man bei den meisten Airlines erst für Kinder ab zwei Jahren buchen. Tim und sein Gepäck, zu dem auch der Kinderwagen mit verschiedenen Aufsätzen gehört, fliegen gratis.

Trotzdem ist das Unterfangen insgesamt so teuer, dass wir unsere Wohnung für die Zeit unserer Abwesenheit untervermieten. Ich melde mich bei einem entsprechenden Online-Portal an – Interessenten gibt es zunächst reichlich, doch bei genauem Hinsehen haben viele einen Haken: Die einen wollen eine Katze mitbringen, die anderen sind ganz offensichtlich koksende Partymenschen. Zum Glück meldet sich auch ein leitender Angestellter, den seine Firma für zwei Monate in unsere Stadt versetzen will und der keine Lust hat, so lange im Hotel zu wohnen.

Nach einem Rundgang durch unsere vier Wände sagt er:

»Sie haben aber schon gehört, dass Bäder heute mehr …
Wellness-Oasen sind?«

Er hat ja recht, unser Badezimmer gleicht mit seinen
braunen Nachwende-Fliesen, dem Wäschetrockner und
den billigen Ikea-Einbauten eher einer Waschküche als
einem Spa. Die Fugen sind immer noch nicht geweißt! Sein
Blick fällt auf die Milchpumpe im Badezimmerregal.

»Ih! Und das da räumen Sie vorher weg?«

Trotzdem schlägt der Mann ein und mietet unser Heim
ab dem 1. Juni.

Vorfreude kommt auf, die deutsche Kälte macht mir mehr
und mehr zu schaffen, ich sehne mich nach etwas Wärme.
Zunächst muss ich jedoch einen Reisepass für Tim beantra-
gen – mit biometrischem Foto. Ich schiebe ihn in ein Foto-
studio. Die Frau hinterm Tresen betrachtet mein Kind und
lacht. »Na, dann kommen Sie mal mit!«

Der Plan der Fotografin ist, Tim mit dem Rücken auf den
Boden zu legen und die Kamera an einer Art Knickstativ
über ihn zu bewegen.

Das lässt sich der Kleine leider nicht gefallen. Er liegt
zwar da, in seinem Strampler mit Apfelmuster, doch sobald
die Kamera sich nähert, wirft er seinen Kopf wie irre hin
und her.

»Können Sie ihn irgendwie beruhigen?«, fragt die Fotografin. Sie verliert langsam die Geduld. Also lege ich mich
neben ihn und schiebe den Pulli hoch und stille ihn auf der
Seite, bis er träge auf den Rücken zurückrollt. So etwas,
sagt die Fotografin nach getaner Arbeit, sei ihr bisher noch
nicht untergekommen.

Wenn man ganz genau hinschaut, erkennt man auf dem

Passbild ein feines weißes Rinnsal, das aus seinem Mundwinkel läuft.

Tim ist hungrig wie eh und je. Inzwischen haben wir zwei
Stillmahlzeiten durch Brei ersetzt, er trinkt Fencheltee aus
dem Fläschchen. Tagsüber läuft das gut, aber nachts sucht
Tim dauernd meine Nähe.

Ich lasse mich darauf ein, auch, um selbst ein bisschen
Schlaf zu bekommen. Wahrscheinlich ein strategischer
Fehler: So lernte Tim nicht, allein in seinem Bett einzu-
schlafen. Er braucht mich dazu. Und wenn er aufwacht
und ich bin nicht anwesend, findet er nicht allein in den
Schlaf zurück.

Ich habe inzwischen, zu meinem großen Entsetzen, einen
veritablen Stillbuckel entwickelt. Die Haltung beim Stillen
ist einfach nicht gut für den Körper! Es heißt zwar, das
Kind soll zur Brust kommen und nicht die Brust zum Kind –
aber oft genug halte ich mich nicht an diese Regel. So gehe
ich einmal pro Woche zur Thai-Massage. Mit Frau Joy
habe ich eine mitfühlende, wenn auch wortkarge Gehilfin
im Kampf gegen meine Verglöcknerisierung gefunden.
»Baby schweh?«, fragt sie jedes Mal zu Beginn unserer ein-
stündigen Sessions.

Ich nicke, und dann legt sie los. Im Schulterbereich haben
sich bei mir runde Knubbel gebildet. Diese schmerzhaften
Verspannungen sind ein gefundenes Fressen für die überraschend kräftige Frau Joy: Sie knetet und drückt und zieht
an meinen Gebeinen – exakt so, wie es mir guttut. Das
hätte ich mir schon viel früher gönnen sollen. Nach Tiger
Balm duftend und mit einem entrückten Lächeln im Gesicht
treffe ich jedes Mal zu Hause ein. Wann hatte ich zuletzt

eine ganze Stunde für mich allein? Und warum zahlt das die Krankenkasse nicht?

Die hohe Kunst ist ja, Selbstmitleid als solches zu identifizieren und über sich zu lachen. Ich beherrsche sie in diesen lichtlosen Tagen eindeutig: nicht. Immerhin bekomme ich dank Frau Joy neue Kraft. Brauche ich auch – denn eine große Herausforderung steht bevor: die Suche nach einem passenden Kita-Platz für Tim. Ich habe bislang ausschließlich schreckliche Geschichten von Bekannten gehört: Die handeln von Bestechungsversuchen seitens der abgewiesenen Eltern; hässlichen, abgeschabten Gruppenräumen; anachronistischen Erziehungsmethoden (nie zuvor hatte ich etwa vom »Abtopfprogramm« gehört); tränenreichen Eingewöhnungsphasen …

Ich mache mich also auf das Schlimmste gefasst, als ich mit Tim im Baby-Björn zum Informationsgespräch in der Kita Pusteblume – sie liegt strategisch günstig mitten in unserem Viertel – erscheine.

Es handelt sich um eine der typischen DDR-Plattenbauten, die nach der Wende mit gesamtdeutschen Pastellfarben verschlimmbessert wurden. Im Eingangsbereich ein Riesengeschrei, aber, und das ist mir sehr wichtig, ein riesiger Garten mit vielen Nischen zum Verstecken. Der Raum der »Nestgruppe« ist liebevoll gestaltet – das Spielzeug wirkt zwar teilweise abgewrackt, aber es gibt eine gemütliche Kuschelecke, in die ich mich gern sofort gelegt hätte, und hölzerne Musikinstrumente.

Svenja, die Leiterin der Einrichtung, sieht mir tief in die Augen.

»Sie müssen sich darüber klar sein, dass es utopisch ist,

in Laufweite zur eigenen Wohnung einen Kita-Platz zu bekommen«, sagt sie.

»Ich schreibe Sie aber auf unsere Warteliste.«

»Welche Nummer bin ich?«

»Na ja, irgendetwas zwischen zweihundert und dreihundert. Glaub ich.«

»Und wie geht es jetzt weiter?«

»Sie hören von uns.«

Nun steigt doch ein Gefühl der Panik in mir auf. Ich muss Svenja irgendwie von der Dringlichkeit der Sache überzeugen. Ich schunkele mit Tim hin und her.

»Darf ich denn zwischendurch anrufen und an mich erinnern?«

Svenja beugt sich zu mir. Mit ihrer blonden Ponyfrisur und den lackierten Fingernägeln wirkt sie nicht unsympathisch.

»Ich rate Ihnen: Rufen Sie jede Woche mindestens einmal an, um Ihr Interesse zu bekräftigen. Viele Eltern lassen sich einfach auf die Liste setzen, und dann hören wir nie wieder von ihnen. Da gehen wir natürlich davon aus, dass die Pusteblume für sie nicht unbedingt Priorität hat.«

Aha, so läuft das also, über permanentes Nerven aller Beteiligten. Ich mache für einen Moment die Augen zu. Wenn ich es also ernst meine, dann muss ich mich auf etwa fünfzig Wartelisten setzen lassen und jeden Werktag im Schnitt bei zweieinhalb Kitas anrufen. Wie soll ich das organisieren? Mit Hilfe der Erinnerungsfunktion meines Laptops?

»Außerdem achten wir auf einen gewissen Schlüssel – also auf eine ausgewogene Jungs-Mädchen-Mischung«, ergänzt Svenja.

Ich stelle mir vor, wie sie sich abends mit ihren Kolleginnen über die Bewerbungen zusammensetzt und überlegt, welche wohl die unkompliziertesten Eltern sind. Der Justiziar eines großen Verlagshauses, dessen Formular ich heimlich aus den Augenwinkeln gelesen habe, gehört deshalb bestimmt nicht zum Kreis der Auserwählten.

Tim meldet sich.

»Stillen Sie noch?«, fragt Svenja.

Blitzschnell wäge ich die Pros und Contras meiner Antwort ab. Ein »nein« katapultiert mich sicher weit nach oben auf der Unkompliziertheitsskala. Denn was will eine Erzieherin mit einem Kleinkind, dessen einziger Trost die Brust einer Abwesenden ist? Aber es ist nun mal anders.

»Ja«, antworte ich.

»Das ist toll«, sagt Svenja und tätschelt mir den Arm. »Aber bitte rechtzeitig vor der Kita abstillen, ist klar, oder?«

Mist. Ich bin in die Falle getappt und wähne mich beim Rennen um den Kita-Platz so weit hinten, dass ich ganz gegen meine eigentliche Überzeugung einen Besichtigungstermin in der Zwergenschule, einer international orientierten, schweineteuren Privatschule mache.

Erol ist not amused, lässt sich jedoch überreden mitzukommen. Die weiße Bluse anzuziehen kommt mir falsch vor, ich tue es trotzdem. Ich erwische Erol, wie er Tim seine drei Haare mit etwas Stylingschaum zurechtmacht.

»Die Zwergenschule ist zwar nur ein Notnagel«, sagt er und nimmt mich in den Arm.

»Aber stell dir vor, es klappt nichts anderes. Dann sind wir bald schon darauf angewiesen.«

In der Zwergenschule empfängt man uns mit Cappuccino und Keksen. Erol setzt sich grinsend in den Le Corbusier-Freischwinger, Tim in die Krabbelecke – und so warten wir auf die Kita-Chefin. Der Prospekt, den ich vom Glastisch nehme, verspricht Wahnsinniges: Dank englischsprachiger Erzieher würden schon die Kleinsten im »Sprachbad« wie von selbst zweisprachig aufwachsen. Alle paar Wochen prüft ein pädagogisch geschultes Mitglied der Philharmonie die musikalischen Fortschritte – und berät die Eltern in Fragen der Frühförderung. Auch werde das mathematisch-technische Verständnis durch frühes Experimentieren geweckt, und so weiter. Ich werfe einen kritischen Blick auf Tim, der gerade versucht, sich an einem Mülleimer hochzuziehen.

Da fliegt die Tür auf, und eine Frau namens Eleonor poltert im dunkelblauen Dufflecoat herein.

»Hello folks, how are you doing?«

Tim fängt vor Schreck an zu weinen. Es bessert sich nicht, als Eleonor ihn hochhebt und versichert, welch ein »cuddly, cuddly little monster« er ist. Ich habe bereits genug gesehen, aber Erol spielt den Interessierten und lässt Eleonor ihr Konzept ausschweifend darlegen.

Es widerspricht von Anfang an meiner Intuition, Babys und Kleinkinder als verkannte Genies zu betrachten. Ich finde, sie sollen spielen. Dabei lernen sie doch schon genug. Zum Beispiel, dass Wasser nass ist und Tischkanten spitz. Dass singen und tanzen gute Laune macht. Oder ist diese Einstellung verantwortungslos und gegen die Natur eines wissbegierigen Kindes? Scheidet sich bereits bei der Wahl der Kita die gesellschaftliche Spreu vom Weizen? Soll ich etwa bewusst darauf verzichten, meinem Kind die bestmöglichen Voraussetzungen dafür mitzugeben, einmal zur geistigen Elite des Landes zu gehören? Verspiele ich so auf lange Sicht auch Erols und meine Plätze im mallorquinischen Luxuspflegeheim?

Ich betrachte Eleonor, die weiter auf Englisch doziert und noch nicht mal ihren Mantel abgelegt hat – und muss unwillkürlich grinsen. Mir fällt wieder ein, wann ich sie das letzte Mal gesehen hatte: Als sie mit einer Horde Kleinkinder, die alle Mini-Uniformen trugen und brav in Zweierreihen vor ihr her marschierten, durch unsere Straße gelaufen war. Ein Kind war vor einem Geschäft stehen geblieben.

»Hey Ole«, hat Eleonor gerufen, »catch up, please!«

Und der kleine Ole, vielleicht drei Jahre alt, hatte zurückgerufen: »Ich mag lieber Mayooooo!«

Nachdem sie uns noch den Ballettsaal gezeigt hatte – ich hätte als kleines Mädchen für diese Möglichkeit getötet –, bedanken wir uns bei Eleonor und verabschieden uns. Zu Hause berechnen wir, was dieses Luxusquartier uns kosten würde: Gut zweihundert Euro für den Kita-Gutschein – und dann noch mal so viel obendrauf! Dabei ist der Betreuungsschlüssel genauso gut (oder schlecht) wie in der Pusteblume: Um viereinhalb  Kinder kümmert sich ein Erzieher.


Erol und ich einigen uns darauf, die Bewerbungsunterlagen trotzdem auszufüllen. Als Tim am Abend endlich schläft, schichten wir die Formulare auf den Esstisch. Was uns als Familie wichtig sei, wurde ganz allgemein gefragt. Und kein Witz: Wo wir unser Kind in zwanzig Jahren sehen.

»Ich sehe Tim als freien, unabhängigen Studenten. Unter der Woche arbeitet er hart, aber samstags und sonntags lässt er es krachen und zieht mit seinen Kumpels von Club zu Club, Mädchen abschleppen. Zwischendurch konsumiert er harmlose Einstiegsdrogen – doch natürlich ist er klug genug, es dabei zu belassen«, kichert Erol.

»Aha. Was studiert er denn«, frage ich.

»Tiermedizin! Oder, warte …«

Moment, was war das? Wir lachen zusammen. Das fühlt sich außergewöhnlich gut an. Erol sprudelt wie eine Aspirin-plus-C-Tablette, die man gerade ins Wasser geworfen hat, und zieht mich auf seinen Schoß.

»Meinst du, es gibt eine Chance, dass wir irgendwann mal wieder … Sex haben könnten?«

Ich nicke und berichte, was ich im Internet zum Thema Stillen und Sex gefunden habe: Der Sahara-Effekt sei ganz normal. Daher hat sich ein Pharmaunternehmen auf weibliche Wüsten spezialisiert und eine Creme erfunden. In Frauenmagazinen wirbt es für sein Produkt – mit einem Feld zum Ausschneiden, das man dem Apotheker ohne Worte auf den Tresen legen kann. Aber was ist eigentlich peinlicher, stumm einen Zettel rüberzuschieben oder mit glasklarer Stimme zu sagen: »Einmal Feuchtcreme, bitte!«

Erol und mir verhilft das Zeug in der kleinen Tube dazu, dass wir alte Gewohnheiten dann und wann wieder aufleben lassen. Das ist in diesen kargen Zeiten ein großer Fortschritt. Irgendwann brauche ich die Creme nicht mehr.

Mein glatzköpfiger Gynäkologe, dem ich bei einer Vorsorgeuntersuchung diese Geschichte grob umreiße, bestätigt, was ich im Netz gelesen habe. Und fragt: »Wie verhüten Sie denn?«

Verhüten? Ich menstruiere ja noch nicht. Ungläubig sehe ich den Mann an, der gerade in meinen Karteikarten blättert. Er nimmt einen Kuli aus der Brusttasche seines Kittels und notiert irgendetwas.

»Sehen Sie mich an«, sagt er und grinst breit.

»Mein Bruder ist nur elf Monate älter als ich.«

Er greift in ein Bonbonglas und überreicht mir eine Handvoll Kondome. »Ich bin ein Stillkind! Ist es denn nicht schön, dass es Sie gibt? Was denken Sie?«

»Äh, natürlich.«

Mich gruselt. Die Vorstellung, jetzt wieder schwanger zu sein, ist nicht gerade die Schaumkrone meiner Träume. Wie haben das nur die Frauen früher gemacht, die acht, neun, zehn Kinder hintereinander bekamen? Ohne Elterngeld und Waschmaschine und glatzköpfigen Gynäkologen?

Es gibt tatsächlich Frauen, die während ihrer zweiten Schwangerschaft das Erstgeborene stillen. Demütig wische ich die Kondome vom Schreibtisch in meine Handtasche.

Ich bin in dieser Frauenarzt-Praxis am äußersten Stadtrand gelandet, weil Erol und ich in einem Viertel wohnen, das regelmäßig in den Zeitungen steht, weil es dort so viele Familien gibt. Daher sind die Praxen in unserer Nachbarschaft überlaufen – Sofort-Termine gibt es nur noch für Privatpatientinnen. Und Praxen, die ihre Wände mit Fotos von gesunden Neugeborenen tapeziert haben, meide ich sowieso. Denken die auch mal an die Frauen, deren Schwangerschaften keinen glücklichen Verlauf nehmen? Wenn eine mit einem drohenden Spät-Abort oder einer Eileiter-Schwangerschaft oder unerfülltem Kinderwunsch im Wartezimmer sitzt, ist es hart, die Achtmonatsbäuche zu sehen. Da muss einem nicht auch noch das Rosahellblauglück mit Geburtsgewicht und -größe präsentiert werden.

Mein Arzt ist zum Glück von der relativ einfühlsamen

Sorte. Ich hatte auch schon einen Gynäkologen, der aus *Der kleine Prinz* rezitierte, während er mich untersuchte, und anschließend nach meinem Sternzeichen fragte. Da war ich Anfang zwanzig. Heute würde ich mich gerne an ihm rächen.

Dank der Zwergenschule haben Erol und ich also wieder Sex – das waren die zwanzig Euro Anmeldegebühr wirklich wert gewesen. Trotzdem beten wir, dass diese letzte Möglichkeit, unser Kind für ein Schweinegeld auf die Elite-Kita schicken zu müssen, sich irgendwie vermeiden lässt. Uns fehlt einfach der passende Jeep, um Tim standesgemäß vorfahren zu können. Ich sehe Kindergeburtstage, zu denen Rihanna eingeflogen wird und Tim Raue Fingerfood vorbeibringt. Verdammt, es muss doch möglich sein, einen Platz in einer guten, staatlichen Kita zu bekommen.

# März

## Gratismilch für alle

*Wie normaler Concealer nicht mehr ausreicht,
ein fremdes Kind partout von mir gestillt werden
will und mich ein kleiner Wassermann zum
Schluchzen bringt.*

Der Monat beginnt mit einer guten Nachricht: Meine geliebte Patentante kündigt ihr Kommen an. Mittlerweile ist sie in Rente, aber früher war sie mal Fachverkäuferin im Textilwarenbereich – und daher ist sie besser als jeder Personal-Shopper und außerdem immer gut gelaunt.

Wir verabreden uns für einen Tag in der Galeria Kaufhof, wo wir uns vom Erdgeschoss mit den Kosmetik-Countern bis ins Dachgeschoss zum Restaurant vorarbeiten wollen. (»Um dann zu dritt mit dem Fallschirm abzuspringen?«, hat Erol beim Frühstück gelästert. Wahrscheinlich sah er unser Familienkonto in Gefahr.)

Tim kleide ich an diesem Morgen nach dem empfohlenen Zwiebelprinzip, das Babys um diese Jahreszeit entweder vor dem Kälte- oder Hitzetod bewahrt. So würde ich ihn im Kaufhaus ausziehen können. Die Tage sind zwar schon spürbar länger, aber die Stadt liegt immer noch unter der unansehnlichen, grauen, manche Gehwege unpassierbar machenden Matschepampe. Die Räumdienste, so steht es in den Zeitungen, haben mal wieder versagt oder streiken. Nach den Rekordtemperaturen von bis zu minus achtzehn Grad fühlen sich die minus fünf Grad richtig angenehm an.

Tante Doro drückt mich fest an sich und kneift Tim in die Backe.

»Vorschlag«, sagt sie. »Ich schieb ihn noch ein bisschen rum, bis er schläft, und du lässt dir hier erst mal was gegen deine Augenringe geben.«

Ich lache und willige ein. Ach, Tante Doro!

Die Beautyfachfrau bittet mich, auf einem Barhocker Platz zu nehmen. Betroffen inspiziert sie mein Gesicht, das außer Nivea-Waschgel, etwas Feuchtigkeitspflege und ab und zu einem übrig gebliebenen Klecks Wundcreme seit Tims Geburt nur wenig Aufbauendes gesehen hat.

»Für Ihre Schatten reicht ein normaler Concealer nicht«, sagt die Frau, die, ist ja klar, quasi porenlose Haut hat.

»Ich empfehle Ihnen, erst eine Camouflage-Creme in der Komplementärfarbe aufzutragen. Oder …«, jetzt grinst sie, »mal wieder richtig schön auszuschlafen.«

Ich erzähle ihr von meinem acht Monate alten Sohn, der keine Nacht durchschläft.

Die Frau lässt den Eichhörnchenschwanzhaar-Pinsel sinken.

»Sie stillen doch nicht etwa noch? Wirklich? Also, dann dürfen Sie sich echt nicht wundern. Ihr Kind saugt einfach alle Nähstoffe aus Ihnen raus, das hab ich bei 'ner Freundin gesehen. Deswegen sehen Sie so aus, wie Sie aussehen. Aber hey, machen Sie sich keine Sorgen.«

Sie pustet ihre blonden Ponyfransen weg, ihr Kaugummi-Atem streifte mein Gesicht.

»Mit etwas Hilfe von Bobbi Brown kriegen wir das wieder hin.«

Und ja, ich bin fasziniert von der Wirkung der getönten Cremes, mit denen sie mein Gesicht neu modelliert. Ich erkenne mich zwar im Handspiegel der Kosmetikerin nicht wieder – aber die Frau mit den puppenartig geschwungenen Wimpern gefällt mir so gut, dass ich einen nicht unbeträchtlichen Teil des Elterngelds in die entsprechende Zange investiere. Den Tipp, diese vor Anwendung mit dem Föhn aufzuheizen, ist das Einzige, das es gratis gibt.

Tante Doro ist begeistert von meinem Gesicht.

»So hat die Natur dich gemeint«, sagt sie und zieht mich mitsamt dem Kinderwagen in den Aufzug. Ihr Ziel: die Damenabteilung, denn ich brauche ihrer Meinung nach dringend einen neuen Pullover, oder vielmehr »einen passenden Pullover«, wie sie sagt.


Im Aufzug beuge ich mich über Tim. Ein unschöner Geruch steigt mir entgegen, der Kleine braucht frische Windeln. Eine Kassiererin weist mir den Weg zum Wickelraum in der fünften Etage.

Es gibt diese Tage, an denen es – Entschuldigung! – vor

allem um Kacke geht. Einfach, weil sie besonders häufig vorkommen. Und einer dieser Tage ist heute:

Tims Windel ist bereits ausgelaufen. Wechselwäsche habe ich zu Hause vergessen. So muss Tante Doro erst mal in die Kinderabteilung, Tim neu einkleiden. Zurück kommt sie mit einem Body mit aufgedrucktem Schlips – standesgemäß, wie sie findet. Wie ein kleiner Prinz sitzt er auf dem Wickeltisch des Kaufhauses und sagt »WAAAHBBBPSPS«.

»Ja, wo ist denn mein Kleiner!«

Oh Gott, Tante Doro will spielen.

»Ja, wo ist der denn?«

»WAAAHBBBBPSPS«, macht Tim, kiekst und greift nach Tante Doros Brille.

»Ah, du willst die Brille! Neinneinnein! Ich sagte: Neinneinnein. Jaaaaa, dutzidutzidutz!«

»Macht es Tante Doro vielleicht etwas aus, direkt in der Feinschmeckeretage vorzufahren, um dort eine angemessene Grundlage für unseren Pretty-Woman-Ausflug zu schaffen? In Form von Wiener Schnitzel mit Pommes? Oder von mir aus Sushi oder Lachsbrötchen?«, unterbreche ich den Flirt im Wickelraum.

Sie räuspert sich. »Ja, gut, der Kleine hat sicher auch Hunger.«

Im Restaurant angekommen, suche ich uns ein ruhiges Eckchen, knöpfe mein Hemd auf und lege den jungen Mann in Schlips und Kragen an. Auf ein Spuck- und Fleckendrama mit Möhrchenbrei möchte ich mich hier lieber nicht einlassen. Tim tätschelt mir die Brust, lächelt mich überrascht an und beginnt zu trinken. Ich lehne mich zurück und zupfe an meinem Hemdkragen herum.

Gerade bemerke ich, wie mein linker Arm, auf dem Tim liegt, langsam taub wird, da wankt ein kleines Mädchen im rot-weiß karierten Regenmäntelchen unsicheren Schrittes auf mich zu. Es ist vielleicht gut ein Jahr alt. Vertrauensvoll legt es seine Hand auf mein Knie. Mit der anderen berührt es mit dem gebotenen Respekt meine nackte Brust. Dann dreht es sich um und ruft: »Mama, nunu! Mama, nunu!«

Ja genau, wo ist deine Mutter? Hm?

Die Finger des Mädchens sind feucht und klebrig.

Ihre Mutter zieht den gläsernen Salatteller von der Waage und eilt herbei: »Oh nein, Fanny!«

Sie hebt ihre Tochter hoch und nimmt sie auf den Arm, was bewirkt, dass die kleine Fanny krähend zu weinen beginnt und die Arme nach mir ausstreckt. Auch Tim zeigt Interesse für die Lage und lässt unvermittelt los. Ein Schwall Milch läuft über sein Kinn. Meine Brustwarze steht knallrot, feucht und angelutscht in der Gegend herum.

»Es tut mir leid«, brüllt die Frau gegen Fannys Schreien an.

»Ich hab sie gerade erst abgestillt! Es muss der Milchduft sein, der sie angelockt hat!«

Arme Fanny. Arme Mutter von Fanny. Das klingt nicht nach einem entspannten Still-Ende. Der Fall ist klar: Fanny will an die Brust einer Fremden. Geht das überhaupt?

Natürlich. Umgekehrt habe ich schon oft den Reflex gehabt, wildfremde Säuglinge zu stillen. Zum Beispiel in der U-Bahn, als so ein Neugeborenes alles zusammenschrie und dunkelrot anlief. Oder als ich auf der Straße Väter umständlich mit Milchpulver und Wasser aus Thermoskannen hantieren sah. Es gibt bei Youtube einen Clip, wo zu sehen ist, wie die Schauspielerin Salma Hayek in ihrer Rolle als UNICEF-Botschafterin einen afrikanischen Säugling in Sierra Leone stillt – hätte ich an ihrer Stelle auch getan, selbst, wenn es komisch wirkt.

Warum? Die Stillerei gibt einem auch das Gefühl einer gewissen Omnipotenz. Das wird von Still-Pragmatikerinnen wie mir gern runtergespielt. Trotzdem, in der Lage zu sein, erst Leben, dann Nahrung spenden zu können, lässt einen an seiner gewichtigen Rolle im Universum nicht mehr zweifeln. Auch, wenn dieser Zustand nur wenige Monate anhält. Dem Prolaktin sei Dank.

Das ist ganz bestimmt furchtbar ungerecht gegenüber Müttern, die sich für die Flasche und Milchpulver entschieden haben. Hey, auch ihr macht ganz sicher alles richtig! Die Schuldgefühle, die euch die Laktationslobby einreden will, könnt ihr getrost vergessen. Jeder zufütternden Mutter möchte ich das Buch *Is Breast best?* von Joan B. Wolf ans Herz legen. Die US-amerikanische Wissenschaftlerin kommt nämlich in ihrer glasklaren und daher sehr lesenswerten Untersuchung zu diesem Schluss:

»In der überwiegenden Mehrheit der Fälle ist sowohl das Stillen als auch Pulvermilch eine gesunde Option.«

Für ganz und gar ungesund hält sie jedoch den Druck, den Frauen auf sich selbst und andere ausüben, das kindliche Leben bereits im Mutterleib zu perfektionieren.

Tatsächlich, die Kämpfe zwischen Stillenden und Fläschchenmüttern sind legendär. Ist schon irre, zu welchen Catfights Frauen in der Lage sind, wo ein Quentchen schwesterliche Solidarität weit weniger Energie kosten würde. Doch sobald der leise Vorwurf erklingt: »Du bist keine gute Mutter, weil …«, fahren automatisch die Krallen aus den Pfoten.

Nachdem ihre Mutter die schluchzende Fanny weggetragen hat, füttert Tante Doro mich mit mundgerechten Schnitzelstücken.

»Du, ich find das gut. Ich meine: Mit Tim rausgehen und am öffentlichen Leben teilnehmen.«

»Was soll ich denn sonst tun, gibt's eine andere Möglichkeit?«

Ich kaue weiter auf meinem Schnitzelstück.

»Wir haben uns damals auf dem Dorf nirgendwo hingetraut. Waren auf keinem Fest, besuchten nicht mal Freundinnen. Krabbelgruppen und Rückbildungsgymnastik gab es nicht. Ich war die ersten beiden Jahre nach den Geburten nur zu Hause.«

»Warum das denn?«

Tante Doro tunkt eine Pommes in die Preiselbeersoße und reicht sie mir mit spitzen Fingern.

»Das war einfach nicht üblich. Ich hatte zum Beispiel Angst, jemanden zu stören. Säuglinge blieben mit der Mutter zu Hause und fertig. Ich kann dir gar nicht sagen, wie mir die Decke auf den Kopf gefallen ist.«

Tim gluckst zufrieden, ich lege ihn zurück in seinen Wagen und schütte eine große Apfelschorle in mich rein. Tante Doro räumte ihren Teller weg. Wir erheben uns schwerfällig und machen uns auf den Weg in die Damenabteilung. Früher, erzählt Tante Doro, während sie sich vor dem Spiegel einen Strickpullover vorhält, seien Mütter von Säuglingen geradezu unsichtbar gewesen und daher auch überhaupt kein Thema für irgendwen. Wie gerne, ruft sie, wäre sie eine Latte-macchiato-Mutter der Neuzeit gewesen!

»Doro, das kannst du nicht wirklich wollen. Latte-macchiato-Mütter sind in dieser Stadt das Feindbild Nummer eins! Viele Leute glauben, diese Mütter seien reich, zu faul zum Arbeiten und überbesorgt!«

»Wirklich?« Tante Doro faltet den Pulli professionell und legt ihn zurück auf den Stapel.

»Begreif ich nicht. Was ist denn so schlimm daran, in der Sonne Kaffee zu trinken? Und wenn gestillt werden muss, muss eben gestillt werden. Da muss man drüberstehen.«

Sie hat ja recht. Ich nehme mir die hämischen Blogeinträge und Zeitungskommentare, die die Latte-macchiato-Mutter erst zum offiziellen Phänomen werden ließen, so sehr zu Herzen, dass ich in letzter Zeit davor zurückgeschreckt bin, mir einen Kaffee auf die Hand zu kaufen. Obwohl ich so manches Mal etwas Koffein bitter nötig hätte, will ich unbedingt vermeiden, als Teil dieser Bewegung identifiziert zu werden. Das Fass zum Überlaufen gebracht hatte ein Coffeeshop-Besitzer, der für seinen Laden ein explizites Kinderverbot aussprach. Ich hätte große Lust, bei seiner Mutter einzubrechen, ein Kinderfoto von ihm zu klauen, dieses hunderttausendmal zu kopieren und aus einem Hubschrauber auf das Viertel zu werfen.

Aber diese Stillträgheit – man kommt ja zu nichts. Tante Doro nimmt eine sackartige Rentier-Strickweste vom Bügel.

»Wie wär's hiermit?«

»Nicht dein Ernst?«

»Muss man angezogen sehen!«


Am nächsten Tag melde ich Tim und mich zum Babyschwimmen an – zu Hause versauern will ich schließlich nicht, und den Kleinen ans Wasser zu gewöhnen kann auch nicht schaden. Ich besorge Schwimmwindeln. Die unterscheiden sich von normalen Windeln vor allem dadurch, dass sie keine Klebestreifen haben. Man kann sie einfach an der Seite aufreißen, da gibt es eine Sollbruchstelle. Natürlich können sie ebenso auslaufen wie reguläre Modelle. Deswegen müssen im Sommer die Tore von Freibädern manchmal geschlossen bleiben: »Wegen Verkotung geschlossen.«

Ja, das ist ekelhaft. Aber Babyschwimmen kann auch unglaublich niedlich sein. Unser Kurs beginnt am folgenden Sonntag um 9 Uhr morgens im Therapiebecken eines recht modernen Krankenhauses in der Peripherie. (Für die Schwimmkurse in der Nähe gab es Wartelisten, die jeder Beschreibung spotten. Mit etwas Glück hätte Tim mit sechzehn einen Platz bekommen.) Das heißt, wir müssen um 8 Uhr zu Hause los, also spätestens um 7 aus dem Bett. Es ist draußen noch dunkle Nacht. Schneeverwehungen glitzern im gelblichen Schein der Gaslaternen. Nur das Rattern der S-Bahn durchbricht die sonntägliche Stille.

Mir ist eher nach einem großen Glas Latte macchiato als danach, mich im Bikini ins kühle Chlorwasser gleiten zu lassen. Ich erinnere mich an die Zeit, in der ich abends meine Laufschuhe vors Bett gestellt habe, um anderntags den inneren Schweinehund einfacher zu überwinden. Mit der Badetasche werde ich künftig ebenso verfahren.

Der Aufwand, den wir für fünfundzwanzig Wasser-Minuten treiben, ist also ziemlich groß. Zum Beispiel ist es nicht leicht, sich selbst und gleichzeitig einen Säugling in einer engen Schwimmbad-Umkleide auszuziehen. Wohin mit all den Klamotten? Ein Bügel mit angeschlossenem Netzsack reicht da nicht. Und natürlich habe ich keinen Euro für den Spind dabei, sondern muss im Badezeug zurück – verkehrt herum durch zwei Drehkreuze – zum Kassenhäuschen. Als Schnapsidee stellt sich auch heraus, Tim vorher abzuduschen. Ich muss mich dem Brausekopf nur nähern, da bricht er schon in hysterisches Gekreische aus.

Mit mehreren Handtüchern um den Hals und Tim auf dem Arm erscheine ich endlich im eigentlichen Schwimmbad. Und siehe da: Es ist gar nicht kalt, sondern angenehm warm. Tim lacht und zeigt auf die Quietscheentchen. Hoffnung keimt auf, als wir durch die Treppe ins Wasser hinablaufen. Jetzt strahlt der Kleine. Und ich fühle mich so leicht wie lange nicht.

Die Gruppenleiterin, eine ältere Dame mit pinkfarbenen Crocs an den Füßen, sieht ganz freundlich aus.

»Kommen Sie in die Mitte, wir bilden einen Kreis und singen das Lied vom Wassermann!«

Sie räuspert sich und beginnt mit überraschend tiefer Stimme zu singen: »Es schwimmt ein kleiner Wassermann ...«

Dabei sollen wir im Kreis gehen, unsere Babys vor uns her tragen und nach links und rechts durchs Wasser schwenken. Freude überall, die Kinder gucken einander mit großen Augen an. Ich weine ein bisschen vor Rührung, doch das fällt gar nicht auf. Alles für diesen Moment.

Babys im Wasser sind einfach sehr süß – so süß, dass man sie permanent fotografieren will. Das ist die Aufgabe der mitgereisten Väter. Mit ihren Spiegelreflexkameras hängen sie, die nackten Füße in Adiletten, am Beckenrand ab. Klick klick!

»Elias, hier ist der Papa, guck mal her!« (Schade, dass Elias noch nicht lesen kann, denn sein Name ist in riesigen

Frakturbuchstaben quer auf Papas Brust eintätowiert. Und ich dachte, man muss frühestens in der Kita mit dem Beschriften anfangen.)

Ich werde an diesem Morgen bestimmt versehentlich so oft mitfotografiert wie der Delfindompteur im Duisburger Zoo und nehme mir vor, das nächste Mal eine Unterwasserkamera mitzubringen.

Die fünfundzwanzig Minuten vergehen leider viel zu schnell, nach uns ist eine Gruppe Omis dran, die bereits mit ihren bunten Badekappen bei den Vätern am Beckenrand wartet. Nach dem Lied *Große Uhren machen tick-tack, tick-tack* schlappen wir aus dem Wasser, und es geschieht: Alle sechs Babys beginnen gleichzeitig zu quengeln. Simultan reißen wir ihnen die Schwimmwindeln von den Popos, trocknen sie ab und machen sie mit den Tropfen, die von unseren Haaren fallen, wieder nass. Gleichzeitig versuchen wir, uns selbst irgendwie abzutrocknen. Wohl der, die einen Papa zum Assistieren dabeihat.

Das Gequengel steigert sich zu einem kollektiven Riesengequengel. Die Frau, die neben mir auf den Kacheln vor dem Badehandtuch mit ihrem Baby kniet, meint:

»Ist doch klar, Schwimmbad macht müde und hungrig.«

Ich ertappte mich, wie ich ihren Busen abchecke. Wir bleiben einfach am Beckenrand sitzen und stillen. Das geht recht einfach im Bikini: Man muss einfach nur eine Triangel zur Seite schieben. Trotzdem ist es auch entwürdigend, so relativ nackt. Mich fröstelt, ein Schauer läuft mir über den Rücken. Ich hätte ein Königreich für eine Flasche warmer Milch gegeben.

# April

## Von Milchstaus und anderen Katastrophen

*Wie wir Tim eine halbe Minute schreien lassen,
ich mich an alte Hängebrust-Diskussionen erinnere
und im »Vesuvio« ein lupenreines Blutbad anrichte.*

Im Drogeriemarkt packe ich aufs Laufband: eine Dose
Folgemilchpulver und eine Jumbo-Packung Windeln
Größe 3. Tim, darauf haben Erol und ich uns in zähen Ver-
handlungen geeinigt, soll künftig nicht mehr an der Brust
einschlafen, sondern ein Abendfläschchen bekommen und
danach schlafen. Zähne, die geputzt werden müssten, hat
er ja noch nicht, der kleine Dickwanst.

Ich habe das abendliche Stillen genossen, weil es so
kuschelig und besonders innig gewesen ist. Es war ein schö-
nes Gefühl zu sehen, wie die Frequenz von Tims Saugen
abnahm, ganz aufhörte, seine Züge sich entspannten und

die beiden Hände sich schließlich von der Brust lösten und
aufs Kopfkissen sanken. Doch mir ist auch klar: Für seine
Autonomieentwicklung war dieses Prozedere ungünstig. Er
sollte doch lernen, alleine einzuschlafen, ohne sogenanntes
»Übergangsobjekt«.

Wenn es ums Einschlafen geht, das ist meiner Erfahrung
nach die Regel, lügen Eltern, dass die Schwarte kracht.
Denn wenn das Baby nur schwer einschläft, bedeutet das:
Die Eltern sind zu schwach, um eines der Schlafprogramme
durchzuziehen, oder zu inkonsequent und unkreativ, sich
selbst eine Methode auszudenken, die funktioniert. Haupt-
sache, man hat einen Plan. Wer keinen hat oder aus dem
Bauch heraus entscheidet, darf sich nicht wundern, wenn er
die *Tagesschau* verpasst und am nächsten Morgen nicht
leistungsbereit ist – so lautet das ungeschriebene Gesetz.

Aber kann man sein Baby tatsächlich mit etwas Geduld
programmieren wie einen Radiowecker? Ich glaube nicht.
Deshalb, und nur deshalb, schlafen die meisten Kinder
angeblich wie von selbst ein und vor allem durch: Die
Eltern wollen nicht wie Idioten dastehen, die nach der
Pfeife eines Säuglings tanzen.

Erol und ich probieren genau einen Abend lang, Tim
nach würdiger Abschiedszeremonie in seinem Bettchen
allein im Zimmer zu lassen. Kaum stehen wir im Flur,
beginnt ohne großes Vorgeplänkel das Brüllen. »Das sollten wir jetzt sechzig Sekunden aushalten«, doziert Erol, der
sich durch die einschlägige Literatur gewälzt hat, und akti-
viert die Stoppuhr seines Handys. Ich beiße die Zähne
zusammen und verschränke die Arme vor der Brust. Mein
Liebstes, das Kind, das ich geboren habe, liegt allein im
dunklen Zimmer. Weil es weder weiß, was Vergangenheit

noch Zukunft ist, muss es davon ausgehen: Ich bin von allen verlassen worden.

Früher war ein schreiendes Baby für mich einfach nur ein schreiendes Baby. Erol erinnert mich heute gerne daran, wie ich mich einmal über eine Familie aufgeregt habe, die beim Sonntagsfrühstück in unserem Lieblingscafé am Nachbartisch saß. Das Kleinkind hatte in seinem weich gekochten Ei herumgewühlt, das Eigelb am Salzstreuer verteilt und anschließend sein Tellerchen vom Hochstuhl geworfen, während das Baby, nur von wenigen Wimmerpausen unterbrochen, schrie wie am Spieß. Die Mutter versuchte vergeblich, es zu beruhigen, während auf ihrem Teller das Kräuterrührei erkaltete. Papi schaute unterdessen hilflos von einem zum anderen.

»Warum gehen die überhaupt frühstücken, die haben doch gar nichts davon«, habe ich Erol damals gefragt und mich wieder hinter der Zeitung versteckt. Ich konnte ja nicht ahnen, dass der Wunsch nach einer Person, die für einen Frühstück macht und vor allem danach die Reste wegräumt, so groß werden kann, dass er jeden Blick auf die Realität verstellt. (Man kann nie wieder in Ruhe frühstücken, weder im Café noch zu Hause.)

Was ich sagen will: Jeder reagiert auf Babygebrüll. Es rührt am innersten Nerv der Menschen. Man will, dass es aufhört – und zwar sofort. Nicht unbedingt, weil man verhindern möchte, dass ein unschuldiges Wesen leidet. Nein, man selbst erträgt es nicht. Selbst ein Verbrecher wie Tony Soprano, dies durfte seine Analytikerin erst in der letzten Staffel begreifen, hat ein Herz für Säuglinge und Tierbabys.

So halte ich Tims Geschrei keine Minute aus. Ich stürze an sein Bettchen und hebe ihn hoch. Dicke Tränen kullern über seine Wangen, das Geschrei stoppt, und ein vages, zahnloses Grinsen lässt mich für einen Moment vermuten: Dieses Kind weiß ganz genau, was es tut. Dann küsse und herze ich ihn und lege mich mit ihm unter Erols Protest ins Ehebett.

Die Einstellung meines Mannes oszilliert, was die Einschlaffrage betrifft, zwischen geradezu übermenschlicher Konsequenz und der nervigen Sanftmut einer Tragetuchverkäuferin. Einmal liegen wir zu dritt in unserem Ehebett, da entfährt ihm: »Gemütlich! Wieso sollten wir ihm das hier vorenthalten? Das ist doch gemein.« Tags darauf sehe ich wieder *Jedes Kind kann schlafen lernen* neben der Toilette liegen.

Jetzt schläft Tim also abends nicht mehr an der Brust ein, sondern dämmert beim letzten Drittel der Flasche weg. Wir können ihm einfach den Sauger aus dem Mund ziehen, er schläft pappsatt weiter. Das ist so einfach und praktisch und herrlich, dass unsere Abende langsam wieder so etwas wie eine Struktur bekommen. Meine todesartige Müdigkeit weicht einer ganz normalen Feierabend-Müdigkeit.

Erol hat gerade großen Stress im Büro: Sein Chef hat gekündigt, es gilt, seine Nachfolge zu regeln. Wenn er gegen 19 Uhr hungrig und erschöpft nach Hause kommt, erwarten ihn meistens eine unordentliche Wohnung, ein leerer Kühlschrank und eine vordergründig grinsende Frau, die bei der kleinsten Irritation in die Luft geht. Ein- oder zweimal pro Woche schaffe ich es, Abendessen zu kochen. Mir gefällt, wie Erol sich an den gedeckten Tisch setzt. Die Frau, die ihm das Bier aufmacht, bin aber nicht ich, sondern eine schlechte Kopie meiner Mutter. Ich tue das alles aus nostalgischen Gründen und nicht, weil es mir ein inneres Bedürfnis ist. Den Abwasch erledige ich mit zusammengebissenen Zähnen. Erol pfeift nebenan unter der Dusche. Wann darf ich endlich wieder zur Arbeit gehen?

Am nächsten Tag – ich gehe gerade mit Tim in Richtung Supermarkt – ruft Bettina an. Mit gepresster Stimme berichtet sie von großen Schmerzen und hohem Fieber. Der Milchstau hat sie erwischt. Sie wünscht sich nichts sehnlicher als zwei Stunden Schlaf. Ob ich bitte vorbeischauen kann?

Sofort wende ich den Kinderwagen und schiebe in die entgegengesetzte Richtung. Die Arme, ich weiß, wie sie sich fühlt. Bettina sitzt mit zwei Weißkohlblättern auf den Brüsten auf ihrem Bett und entschuldigt sich ohne Unterlass.

»Scheiße«, sage ich. »Du musst dich ausruhen. Kommt deine Hebamme noch?«

Ich erfahre, dass Bettina ihrer Hebamme gekündigt hat.

»Ihre Herangehensweise war mir echt zu öko«, sagt sie matt.

»Alles, was die Alte erzählen wollte, wusste ich schon aus 1000 *Fragen an die Hebamme* oder von der Eltern-App. Da war sie irgendwann sauer.«

Ich tätschele ihr den Rücken und mache Tee. Dann schnalle ich mir das Tragegestell um, nehme die kleine Lotta von der Krabbeldecke und setze sie rein. Gar nicht so einfach, mit Tim auf der Hüfte und Lotta im Gestell drei Stockwerke nach unten zu laufen. Ich lege Tim zurück in den Wagen, ziehe Lotta ihre Mütze über die Ohren und wanke in den nahe gelegenen Park. Geht doch!

Ich denke daran, wie Bettina und ich uns – beide schwanger – auf eine Tasse Muckefuck im Coffee Shop an der Ecke getroffen haben. Bettinas größte Befürchtung war, dass ihr Busen sich zu seinem Nachteil verändern könnte. Wir waren damals beide froh darüber, dass wir den albernen Bleistift-Test bestanden: Das Schreibgerät ließ sich nicht unter unseren Brüsten festklemmen. Versuchten wir es, fiel der Bleistift auf die Dielen.

»Ich weiß nicht, ob ich mit Hängetitten leben könnte«, meinte sie.

»Ich auch nicht«, pflichtete ich ihr bei.

»Man kann nur beten. Manche Brüste sehen danach genauso aus wie vorher, andere sind total zerstört.«

»Ja. Es bekommt ja auch nicht jede Schwangerschaftsstreifen.«

Heute ist es weiterhin völlig unklar, wie unsere Brüste nach alldem aussehen werden. Aber eines weiß ich mit hundertprozentiger Sicherheit: Dass sie eines Tages wieder aussehen wie am Tag der Empfängnis, ist schlicht und ergreifend ausgeschlossen. Besser, man arrangiert sich mit dem Gedanken.

Ich schaue an mir runter. Lotta hat die Augen fest geschlossen. Sie sieht zufrieden aus. Auch Tims Augen haben sich zu Schlitzen verengt. In Kürze wird auch er einschlafen, und dann kann ich es wagen, mir am Park-Kiosk einen Kaffee zu holen und auf einer Bank die Aussicht auf die lilafarbenen Krokusse zu genießen. Die Luft ist mild, und die Sonne wärmt sogar schon ein bisschen. Der Winter neigt sich dem Ende zu.

Auf der Bank fingere ich mein Handy aus der Hosentasche.

Eine SMS von Bettina: »Wie geht es euch? Alles in Ordnung?«

»Bestens«, texte ich zurück und wähle den Smiley mit dem Heiligenschein zur Illustration meiner Gefühle. Nach einiger Zeit schlurfe ich weiter. An der nächsten Biegung wird mir leicht schwindlig, ich schiebe es auf die ungewohnte Sauerstoffzufuhr. Doch dann spüre ich ein seltsames, altbekanntes Ziehen in meinen Eingeweiden. Ich drücke eine Faust in meine Lendenwirbel. »Ach du je«, spreche ich vor mich hin. »Oh-ohoh.«

Ich schiebe den Wagen schnellen Schrittes zurück zum Park-Kiosk, daneben ist ein Restaurant mit Toilette – das Vesuvio. Ein Klo wäre jetzt schön. Und ein Tampon.

Ich reiße die Restauranttür auf, ein Kellner hilft mir mit dem Kinderwagen. Die Toiletten sind im Keller, es gibt natürlich keinen Aufzug.

»Entschuldigen Sie«, bitte ich den Kellner, »darf ich Ihnen diesen Kinderwagen mit Inhalt kurz anvertrauen? Ich muss mal.«

Klein-Lotta öffnet, wohl von meinem alarmierten Tonfall überrascht, die Augen. Dann begreift sie, dass es keinesfalls ihre Mama ist, an deren Oberkörper sie festgeschnallt ist, und kräht erschrocken auf. Irgendwo in ihrer Wickeltasche muss, von Bettina ordentlich desinfiziert und in einer Plastikbox verstaut, ihr Schnuller sein. Ich wühle herum. Da! Lotta spuckt das rosa Ding auf den Restaurantboden. Egal. Ich tapse die steile Treppe runter und schließe mich mit der weinenden Lotta in einer Klokabine ein. Jacke aus. Gürtel auf. Jeans runter. Frisches Blut läuft die Innenseite meiner Schenkel runter und tropft auf die Kacheln des Vesuvio. Lotta mit einer Hand fixierend, beuge ich mich vornüber und rupfte Klopapier von der Riesenrolle. Ich stopfe das rauhe Zeug in den Schlüpfer und werfe eine Handvoll auf den Boden, wo ich es mit meinem Fuß hin und her reibe.

Lotta quäkt. »So, du kleine Maus«, flüstere ich, »gleich ist die Theresa fertig. Nur noch ein bisschen Blut wegmachen, sooo, hier … und da …«

Dass ich meine Tage wieder bekommen würde, wenn die Stillfrequenz abnimmt, ist ja klar. Aber ich habe doch irgendwie mit einer kleinen Vorankündigung gerechnet, einem Warnschuss. Nichts dergleichen ist geschehen. Mein Körper hat mich wieder einmal ausgetrickst.

Ich wasche mir die Hände und kontrolliere mich im Spiegel. Ist noch irgendwo Blut? Das Wichtigste: Klein-Lotta hat nichts abbekommen. Ich lächele mir aufmunternd zu. Ist ja sonst niemand da, der das tun könnte. Oben eile ich zum Kinderwagen. Der steht noch neben dem Schirmständer, wo ich ihn abgestellt habe. Doch wo ist Tim? Und der Kellner?

Von weitem höre ich das typische Tim-Krähen, es klingt amüsiert. Die Geräusche kommen aus der Küche. Dort hat sich eine Menschentraube um ihn gebildet, der Kleine patscht der Köchin, die ihn auf dem Arm hat, fröhlich ins Gesicht.

»Madonna!«, ruft sie entzückt. »Schau, da ist die Mamma! Hat dich einfach alleine gelassen!«

Doch Tim hat nur Augen für die Focaccia, mit der die Köchin ihn füttert. Kein Wunder, von mir hat er ja schon länger nichts mehr zu essen bekommen. Ich bedanke mich und nehme mir vor, bald wieder einen Tisch im Vesuvio zu reservieren.

Bettina sieht viel besser aus. Sie ist nicht mehr so blass, ihr Blick ist klar. Das Fieber ist weg. »Und wie war's?«, fragt sie verschlafen.

»Alles gut. Sag, hast du vielleicht irgendwo in deinem Haushalt noch einen Tampon versteckt?«

Ihr Gesicht erhellt sich. Die Aussicht auf ein weiteres Frauengesprächsthema macht ihr gute Laune.

»Nicht dein Ernst! Ja klar! Ganz hinten im Schränkchen, hinter den Stilleinlagen!«

Ich verbringe herrlich ungestörte Minuten auf dem Klo.

Als ich rauskomme, liegt Bettina zwischen Tim und Lotta auf der Krabbeldecke und liest beiden aus *Mein erstes Buch vom Bauernhof* vor:

»Das ist die Entenmama, und die macht Gack-gack-gack!«

Sie dreht sich auf den Bauch und sieht mich lachend an.

»Herzlichen Glückwunsch. Jetzt kannst du noch ein Kind kriegen!«

Ich tippe mir an die Stirn.

»Hier wohnt der kleine Vogel, und der macht Piep-piep-piep!«

# Mai

## Läuft doch alles prima

*Wie ich den heiligen Baby-Rhythmus ändere, versuche, ein gaaanz kleines bisschen zu arbeiten und meinem Schwiegervater eine Pizza aus der Hand schlagen will.*

Mamamama«, sagt Tim eines schönen Morgens, und ich werde ganz sentimental. Mein Sohn beginnt zu sprechen! Nicht mehr lange und er wird mir Widerworte geben! Ich rufe sofort Bettina an, die meine Begeisterung teilt. Die Morgensonne schafft kaum den Weg durch das staubige Küchenfensterglas, und ich habe das Telefon gerade zwischen Ohr und Schulter geklemmt, um mich auf ein längeres Telefonat an der Spüle einzurichten, da klopft es. Nicht an der Wohnungstür, sondern in der Telefonleitung. Es ist mein Chef. Umstandslos fragt er, ob ich den

Termin eines erkrankten Kollegen übernehmen könne, er wisse, ich sei in Elternzeit, nur ausnahmsweise.

»Sekündchen mal bitte«, sage ich und makele zurück zu Bettina:

»Kannst du Tim heute Nachmittag nehmen?«

»Na klar! Eine Hand wäscht die andere!«

»Super. Ich meld mich.«

Alarmiert springe ich vor den Badezimmerspiegel. Ich sehe eine Figur mit langen, strähnigen Haaren, die am Ansatz silbrig schimmern und auf einen speckigen Bademantelkragen fallen. Leider ist die Mützenzeit vorbei – und nun muss ich mich innerhalb weniger Stunden von der Hausschnecke in eine Bürofrau verwandeln.

Tim rollt sich mit voller Inbrunst über die Krabbeldecke und rupft Papier von der Küchenrolle. Ich mache einen Plan: Zuerst frühes Mittagessen für Tim – in der Hoffnung, dass ich die Zeit seines Mittagsschlafs für meine Restaurierung und zur Vorbereitung nutzen kann. Dann den ausgeschlafenen Tim zu Bettina bringen und schnell zum Termin mit dem Kunden. Ich sehe auf die Uhr. Dürfte kein Problem sein.

»Timmilein«, will ich wissen, »hast du denn schon Hunger?«

Eine rhetorische Frage, die der Kleine mit einer Nullreaktion straft. Denn er muss ja jetzt, gut eine Stunde früher als sonst, sein Gläschen Spaghetti Bolo essen. Ich erhitze das Ding im siedenden Wasser und binde dem verwirrten Kind sein Lätzchen um.

Kinder sind, was ihren Alltag betrifft, konservativer, als man so denkt. Ist der Rhythmus einmal eingegroovt, muss es immer exakt so sein und nicht anders. Ich erinnere mich an die Geschichte, die meine Freundin Natascha schrecklicherweise erlebt hatte. Ihr Mann hatte sie zu einem kinderlosen Wochenende in Paris überredet, weiß Gott, was der sich davon versprochen hatte. Die Großeltern waren extra für drei Tage angereist, um auf die beiden Jungs aufzupassen. Und als Natascha gegen Mittag im Hotel ihren Koffer öffnete, fand sie ganz obenauf – das Schnuffeltuch des Jüngsten, meines Patenkindes, ohne das er auf gar keinen Fall einschlafen kann, weil es jeden Abend um Punkt 19.30 Uhr immer auf dieselbe Weise zusammengefaltet rechts neben dem Kopfkissen liegen muss. Seit gut drei Jahren.

Mit Hilfe eines geduldigen Rezeptionisten und hundertneunundvierzig Euro wurden Natascha und ihr Mann Kunden bei TNT France, die das Schnuffeltuch bald darauf abholten, vakuumverpackten (der typische Geruch sollte schließlich konserviert werden) – und per Flieger nach Deutschland schickten, wo es Opa direkt am Flughafen in Empfang nahm und zum Kind brachte. Um Punkt 19.30 lag das Schnuffeltuch, wirklich wahr, rechts neben dem Kopfkissen.

Doch der Jüngste meinte nur: »Oooooh, aber Mama faltet es mehr so rechteckig.«


Ich füttere Tim mit einem halben Gläschen Spaghetti Bolo, wasche ihm das Gesicht und lege ihn zum Einzuschlafen kurz an die Brust. Er schlummert im Bett weiter, und ich springe unter die Dusche. Nun werde ich doch nervös.

Werde ich mich nach bald einem Jahr im Babytaumel überhaupt daran erinnern, wie das geht: einen Kundentermin wahrnehmen? Meine Welt ist nach und nach auf den Radius zwischen Supermarkt und Babyschwimmen zusammengeschrumpft. Noch nie habe ich so viel Zeit innerhalb unserer vier Wände verbracht. Bis zur Geburt von Tim ist meine Wohnung mehr ein Durchgangslager mit Sitzsäcken gewesen, in dem ich von Zeit zu Zeit einen Topf Spaghetti kochte. Jetzt erst habe ich ein richtiges Zuhause. Mit Sofa.

Ich ziehe den Bademantel an, tapse zum Schrank und ziehe aus dem hintersten Teil eine Bürobluse hervor. Die Knopfleiste spannt in der Mitte bedenklich – mein Stillbusen macht eine kleine Lücke, durch die man bei ungünstigen Bewegungen ein Stückchen Unterhemd sehen kann.

Tim quäkt nebenan. Was, jetzt schon? Er müsste eigentlich noch eine Stunde schlafen. Hastig ziehe ich Hose, Strümpfe und Schuhe an und nehme ihn aus dem Bett.

»Mamamama«, sagt er und grinst sein schönstes zahnloses Grinsen.

»Tim, Riesenüberraschung: Du spielst gleich wieder mit Klein-Lotta. Aber zuerst muss Mama sich die Haare föhnen, ja?«

Ich setze ihn auf die Krabbeldecke, gebe ihm einen Butterkeks und knipse den Föhn an. Sofort beginnt Tim vor Schreck zu schreien. »Ultra silencer« steht auf dem Ding, aber es hilft nichts. Ich probiere es noch drei Mal, vergeblich. Egal, wenigstens ist die Mascara lautlos. Jetzt noch Windeln wechseln, Wickeltasche mit Feuchttüchern und Wegwerf-Wickelunterlage packen, etwas Spielzeug suchen, Trinkflasche füllen, Handtasche auf Inhalt kontrollieren, Schlüssel suchen, Handy vom Aufladegerät nehmen, ach ja, die Pralinen für den lieben Babysitter – und los. Mit

Tim im Buggy im Laufschritt die fünfzehn Minuten zu Bettina.

Die begrüßt mich schon in der Tür.
»Lotta hat gerade gekotzt, ich weiß auch nicht ...«
»Was, echt? Scheiße! Und das jetzt gerade, wo es dir wieder besser geht. Meinst du, es ist ansteckend?«
»Wahrscheinlich hat sie nur den Dinkelbrei nicht vertragen.«
Mütterlüge Nr. 2735: Nein, es ist nicht ansteckend, nur eine leichte allergische Reaktion, schon im Abklingen.
Ich habe ja keine Wahl. Tim freut sich, Bettina zu sehen, und ich werfe einfach die Pralinen hinterher.

U-Bahn, einmal umsteigen. Aufzug. Äh, wieso Aufzug, ich habe ja gar keinen Kinderwagen dabei! Also wieder raus. Habe ich eigentlich an mein Deo gedacht? Will Zopf machen, habe Zopfgummi vergessen, also schnell in die Drogerie.
Na bitte, ich habe es geschafft. Fünf Minuten vor dem Termin erreiche ich das Bürogebäude. Auf mich ist eben Verlass.
Eine Assistentin teilt mir mit, der Termin habe sich um eine Stunde verschoben, sie hätte ja versucht, mich auf dem Handy zu erreichen, doch da sei immer nur die Mailbox gewesen. Der Zug der Kunden stecke fest, ob ich im Konferenzraum bei Kaffee und Kuchen warten wolle?
Herrlich, geschenkte Zeit. Ich gehe alles noch mal durch, schlürfe Cappuccino, stöpsele das Handy an die Steckdose und rücke auf der Toilette meinen Zopf zurecht. Dann setze ich mich wieder vors Flipchart.

SMS von Bettina: »Lotta jetzt auch Durchfall. Kannst du bald kommen?«

Ich texte zurück: »Scheiße. Termin noch gar nicht begonnen. Du hast was gut. Beeile mich.«

Unglückliches Emoticon ihrerseits. Mir wird heiß. Ich lege die Anzugjacke über den Stuhl, um nicht noch mehr zu schwitzen.

Meine Gesprächspartner sind zwei junge Männer mit ähnlichen Dreitagebärten. Es läuft gut, wir lachen und teilen eine ähnliche Meinung, und als wir aufstehen, um uns zu verabschieden, merke ich, wie die Blicke der beiden Bartträger an meiner Brust klebenbleiben. Schnell mache ich einen Rundrücken, um zu vermeiden, dass der entscheidende Blusenknopf abspringt.

Aber in den Gesichtern der Männer spiegelt sich nicht etwa verhohlenes Interesse, vielmehr legen ihre leicht gerümpften Nasen und nach unten gezogenen Mundwinkel etwas anderes nahe: Ekel.

Ein schneller Blick nach unten, und mein schlimmster Verdacht bestätigt sich: Ich habe die Stilleinlagen vergessen. Etwas Milch ist ausgetreten, in Höhe meiner Brustwarzen haben sich zwei nasse Flecken auf der Bluse gebildet. Unmöglich, aus dieser Situation irgendwie unbeschädigt wieder herauszukommen. Ich grinse schief, ziehe meine Jacke an, nehme meine Tasche und verlasse, ohne zu atmen, das Gebäude.

Laktationsalarm beim Kundengespräch, na herzlichen Glückwunsch. Ich will mich auf der Stelle entmaterialisieren. Noch was, das mit Kind nicht mehr geht. Keine Zeit für Scham. Denn ich muss sofort zu Bettina.

Sie öffnet mir die Tür und dreht sich ohne ein Wort der Begrüßung wieder um. Es riecht ein bisschen streng bei ihr. Tim hat Lottas Schnuller im Mund. Die beiden kugeln sich über den Teppich, Bettina fuhrwerkt mit Putzeimer und Wischmopp im Bad herum.

»Hey, es tut mir leid. Mein Termin ist nur so mitteltoll gelaufen«, sage ich.

»Ja? So, so. Ich wische seit drei Stunden Erbrochenes auf. Ich glaub, wir müssen zum Arzt.«

Ich nehme mir egoistischerweise ganz fest vor, diese Magen-Darm-Grippe nicht zu kriegen. Tim will sofort an die Brust, und ich würde sogar sagen, meine Brust will auch zu ihm. Ich stille ihn zwanzig Minuten, dann gehen wir nach Hause. Unterwegs muss ich im Spätverkauf eine große Flasche stilles Wasser exen.

Erol wartet schon auf mich. Er hat eingekauft und ist gerade dabei, den Kühlschrank einzuräumen. Lachs, Kapern, Käseberge – was ist hier los? Er stöhnt.

»Theresa, du hast es echt vergessen.«

»Was vergessen?«

»Morgen kommen meine Eltern!«

Meine Schwiegereltern sind total nette Leute – wenn man sie in ihrem Haus zu Kaffee und Kuchen trifft. Nach zwei Nächten in unserer Dreizimmerwohnung wird es dagegen kritisch. Das ist selbst dann schwer zu ertragen, wenn ich total ausgeschlafen bin und alles perfekt vorbereitet ist.

Wenigstens hat Erol schon eingekauft. Ich nehme einen Stapel Bettwäsche aus dem Schrank und lege los. In gut zwölf Stunden werden sie vor der Tür stehen. Mit etwas

Glück auch erst später – Schwiegerpapa tut sich nicht so leicht mit der Parkplatzsuche. In unserem Viertel herrscht die Parkraumbewirtschaftung. Mit anderen Worten: Entweder man besorgt sich rechtzeitig vom Amt einen Bewohnerparkausweis, oder man muss Münzen werfen. Zu viele Münzen für Schwiegerpapas Geschmack, weswegen er sich lieber – die aktuellen Kriminalitätsstatistiken, Abteilung Autodiebstahl, runterbetend – einen Parkplatz in einem weit entfernten Viertel sucht, um fluchend mit der U-Bahn zu uns zurückzufahren. Die nächsten Stunden sind dann immer von seiner Angst geprägt, seinem geliebten Golf könne etwas zustoßen, so ganz ohne Garage, außerhalb seiner Sichtweite …

Ich seufze laut. Bereits jetzt bin ich angespannt, dabei sind sie noch gar nicht angekommen. Sogar Miffy, die Mäusefigur auf dem Windeleimer, schaut brummig. Und Tim quengelt. Ich nehme ihn auf den Arm und drücke ihm einen Kuss auf die Wange. Da gurgelt es tief in Tims Eingeweiden, ich bin überrascht, so ein hohles Geräusch würde man eher einem Dinosaurier-Baby zutrauen! Im nächsten Augenblick wird mein Unterarm, auf dem er sitzt, irgendwie feuchtwarm. Und aus seinem Mund spritzt eine Fontäne Reis mit Erbsen.

Amüsiert betrachtet der Kleine seinen vormals weißen Body, der jetzt als Tarnanzug durchgehen kann.

Vierundzwanzig Stunden später haben es: Erol, Schwiegermama und ich. Nur Schwiegerpapa bleibt auf wundersame Weise verschont. Wie zum Hohn holt er sich eine Pizza Frutti di Mare im Karton und verspeist sie genüsslich im Kreise von uns Kranken:

»Man muss sein Immunsystem halt auch pflegen!«

Ich hänge im Bett und stille Tim, der, so hat es der Arzt gesagt, viel Flüssigkeit bekommen soll. Mein Körper ist endgültig undicht, überall strömt es heraus. Doch während die anderen lauter feine Medikamente einnehmen können und dann schlafen, halte ich mich an einer Tasse Kamillentee fest und pflege Tim. Mit letzter Kraft gebe ich meinem Chef die Ergebnisse der Besprechung durch. Auf Nachfragen reagiere ich nicht mehr – ich drücke ihn einfach weg. Klein-Lottas Viren sind wirklich eine Wucht. Das Pfft-Pfft der Sagrotansprühdose und die Klospülung schallen durch unsere Wohnung. Es riecht jetzt genauso säuerlich wie bei Bettina.

In der Nacht erwischt es auch Schwiegervater – so schlimm, dass er zwei Tage im Krankenhaus an den Tropf angeschlossen werden muss. Tim und ich sind zum Glück schon wieder so weit hergestellt, dass ich mit Puddingbeinen loslaufen und nach seinem Golf gucken kann. Als alle wieder abgereist sind, denke ich über das Geschehene nach. Das Leben mit Kind verändert sich ja nicht dadurch, dass man plötzlich für ein anderes Lebewesen sorgen muss. Nein, auch man selbst ist mit einem Mal verletzlich und auf allerlei Hilfe angewiesen. Nie hätte ich gedacht, dass ich einmal auf die Unterstützung meiner Schwiegermutter beim Kotzeaufwischen angewiesen sein würde. Alleine ging nun gar nichts mehr, und das war beängstigend, aber auch ein bisschen schön.

Draußen ist es unterdessen herrlich geworden. Die Spatzen pfeifen, die Kirschbäume blühen, und die Touristen kommen wieder in die Stadt. Ich nehme die Picknickdecke und gehe mit Tim in den Park. Genauso habe ich mir meine Elternzeit schließlich vorgestellt: mit meinem kleinen Jungen auf einer rot-weiß karierten Decke im Gras liegend. Tim gefällt es, Halme abzurupfen, mir schmeckt der Milchkaffee. An diesem Tag kaufe ich ihm sein allererstes Vanilleeis und mir die Sonnenbrille, die ich schon lange haben will, und einen großen Falafel-Teller.

Es gibt ja Expertinnen, die glauben, wer stillt, könne nicht alles essen. Isst die Mutter Hülsenfrüchte wie Kichererbsen, bekommt das Kind Bauchweh usw. Für empfindliche Naturen mag das zutreffen, aber nicht für mich. Ich vermute, dass es für ein Kind nur gut sein kann, wenn es über die Muttermilch verschiedene Geschmäcker kennenlernt – vom Thai-Curry bis zum Baumkuchen. Es leuchtet mir ein, dass es so beim Zufüttern weniger Probleme gibt, als wenn das Baby ausschließlich mit Pulvermilch aufwächst. Tim ist ein kleiner Allesfresser geworden. Er mag alles, was flutscht. Am liebsten Apfelkompott.

# Juni

## Biss zum Abend(b)rot

*Wie wir uns todesmutig auf einen Langstreckenflug
begeben, Tim eine seltsame Gesichtskrankheit
entwickelt und ich sowohl von der Eiseskälte Afrikas
als auch der Wirkung von Weißwein komplett
überrascht werde.*

Der Termin unserer Abreise rückt näher. Erol hat noch
zwei Tage Arbeit vor sich, dann geht es los nach Kapstadt. Alles ist fertig organisiert: die Wohnung, die wir für
acht Wochen gemietet haben, der alte Mercedes von Klaus'
German Car Hire. Ich habe die wichtigsten Reiseutensilien
auf mehrere Stapel in der Wohnung verteilt, unser Untermieter wird am Tag unserer Abreise bereits einziehen. Mir
scheint das alles seltsam surreal. Endlich Urlaub!

Mit Tim gehe ich ein letztes Mal in unsere Drogerie. Fünf Gläschen, male ich mir aus, werde ich mitnehmen. Dann wird südafrikanisches Essen an der Reihe sein. Ich stelle das Zeug in den Einkaufswagen und lege noch ein paar Gefrierbeutel für die On-Board-Kosmetika dazu.

Da tippt mir jemand auf die Schulter.

»Na, junge Mutti!«

Es ist Connie. Oh Gott. Wann haben wir uns zuletzt gesehen? Ich kann mich nicht erinnern. Dementsprechend guckt meine vormals beste Freundin aus ihrem Sommerkleid.

»Ach, Mensch, Connie. Wollte mich längst gemeldet haben«, sage ich. »Tut mir echt leid.«

Connie wendet sich direkt Tim zu, anstatt sich mit ihrer untreuen Freundin zu beschäftigen.

»Ich fass es nicht, bist du gewachsen!« Sie streicht ihm begeistert durch die blonden Locken.

»Sag mal, hat der einen heißen Kopf?«

Ach, diese Kinderlosen. Sie tun mir manchmal leid. Dieses Gefühl, keine Ahnung zu haben, hilflos und unerfahren vor den kleinsten kindlichen Regungen zu stehen. Und ich habe mir einmal vorgestellt, Connie könnte Tims fester Babysitter werden.

»Quatsch«, erwidere ich. »Der ist kerngesund. Wir haben ja gerade erst Magen-Darm gehabt, die ganze Familie. Und morgen fliegen wir nach Kapstadt.«

Mit einer routinierten Bewegung schiebe ich dennoch meine Hand vor Tims Stirn. Ja, es stimmt: Sie ist heiß, aber nur ein wenig. Andererseits, ist er nicht den ganzen Morgen so seltsam ruhig gewesen?

»Es wird bestimmt nur das Reisefieber sein«, lenkt Connie ein.

Ich gucke in ihren Einkaufswagen und werde neidisch. Da liegt nur eine Haarkur, ein Nachfüllpack Klingen für den Lady-Shave und eine Packung Kaugummi. Wie unbeschwert so ein Single-Leben ist! Nie muss man für irgendwen mitdenken! Und man vergisst bestimmt nicht, eine Haarkur wieder auszuspülen, so wie es mir neulich passiert ist.

»Theresa?«

»Äh ja?«

»Ich hab dich gefragt, ob du Zeit für einen Espresso hast!«

»Eigentlich muss ich nach Hause, aber – ja, warum nicht.«

Im Coffeeshop versprechen wir einander, uns nie wieder so lange nicht zu sehen.


Das Fieberthermometer zeigt 39,3. Armer Tim. Wie habe ich das übersehen können? Ich alarmiere Erol, und wir rasen zu Dr. Kaiser, der eine Bronchitis diagnostiziert.

»Wir haben morgen Flugtickets nach Südafrika«, stottere ich. »Haben wir lange drauf gespart.«

Dr. Kaiser schüttelt den Kopf.

»Das können Sie vergessen. Unverantwortlich! Mit einem kranken Kind fliegt man nicht. Rufen sie Ihre Reiserücktrittsversicherung an, und buchen Sie auf nächste Woche um!«

Seine Assistentin sieht so betroffen aus, als hätte ich eben erzählt, dass wir Tim zur Adoption freigeben wollen. Wie zur Bestätigung meiner Rabenmutterhaftigkeit liegt er schlaff und mit waidwundem Blick in meinem Arm.

Da dämmert es mir. Mist. Mist. Mist. Wir haben keine Reiserücktrittsversicherung abgeschlossen! So ein Anfängerfehler! Und morgen kommt schon unser Untermieter. Der hat sich sicher nicht vorgestellt, das Lager mit einem kranken Kind und dessen Pflegern zu teilen. Mit einem Rezept für Fiebersaft und Antibiotika sowie einem Inhaliergerät mit Köfferchen, sehr schlechter Laune und sehr großen Sorgen verlasse ich die Praxis. Je länger ich darüber nachdenke, umso klarer wird: Unsere einzige Chance ist die Gnade der Fluggesellschaft. Erol sitzt schon am Küchentisch, als wir kommen. Ich ziehe mir einen Träger meines Kleids runter und gebe Tim die Brust. Viel Flüssigkeit, so hat Dr. Kaisers Anweisung gelautet. Wie immer.

Mit der freien Hand rufe ich im Callcenter der Fluggesellschaft an. Umbuchen, wir müssen unseren günstigen und daher unumbuchbaren Tarif – umbuchen! Der Mann am anderen Ende der Leitung tippt Codes und Flugnummern in die Tastatur.

»Faxen Sie mir in der nächsten halbe Stunde ein ärztliches Attest, dass der Kleine nicht reisefähig ist. Dann buchen wir um.«

»Was kostet das?«

Wieder Tastaturklappern. Ich halte den Atem an.

»Nichts. Ist Kulanz.«

Wir haben Glück im Unglück: Unsere Flüge lassen sich um eine Woche verschieben.

Der Untermieter zeigt sich nicht so flexibel. Er erwarte, dass die Wohnung »morgen« bezugsfähig sei, andernfalls würde er »in vollem Umfang« vom Mietvertrag zurücktreten. Das jedoch können wir uns nicht leisten. Und so leben wir mit dem langsam gesundenden Tim eine Woche in einer Ferienwohnung in unserer eigenen Stadt.

Auf dem Küchentisch stehen Tims Medikamente, unter anderem ein Antibiotikum. Es handelt sich um ein Pulver, das mit Wasser angerührt einen milchigen Saft ergibt. Wir müssen dreimal täglich mit einer Spritze einen Zentimeter aufziehen und Tim in den Mund drücken. Doch Tim, wie kann es anders sein, öffnet seinen Mund nicht, obwohl wir alle möglichen Tricks anwenden. Wer einmal den bitteren Medizin-Geschmack eines Antibiotikums getestet hat, weiß warum.

Also probieren wir den miesesten aller miesen Tricks: Ich lege Tim an die Brust, bis er saugt, Erol nähert sich hinterrücks mit der Spritze. Als Tim zwischen den Schlückchen Luft holt, steckt er ihm das Ding in den Mundwinkel und drückt ab. Tim würgt die Medizin widerwillig runter, um danach panisch weiter Muttermilch zu trinken. Er tut mir unendlich leid, der arme Kerl.

Für ein paar Tage denke ich, dies sei die sicherste Methode zum Abstillen, weil Tim mit der Muttermilch-Aufnahme von nun an einen bitteren Beigeschmack verbindet. Aber Tim zeigt keinerlei Irritation. Offenbar ist der Drang zur Brust stärker als die Furcht vor einer weiteren gewaltsamen Antibiotika-Gabe.

Am Tag vor dem Abflug suchen wir noch mal die Sprechstunde von Dr. Kaiser auf. Er schreibt Tim gesund – allerdings nicht ohne generell seine Bedenken wegen unseres afrikanischen Abenteuers zu äußern. Erol und ich bekommen endgültig Respekt vor der weiten Reise mit Kind, lassen uns aber die Vorfreude jetzt nicht mehr verderben.

In den vergangenen Wochen habe ich uns auf alle Kita-Wartelisten in einem Radius von fünf Kilometern setzen lassen. Mit Hilfe einer Excel-Tabelle habe ich einen genauen plan-of-action erstellt – und ein Farbschema entwickelt:

schwarz für »Warteliste geschlossen«

pink für »in einer Woche erneut anrufen«

blau für »alles, was geht, getan und jetzt abwarten«.

Bewusst habe ich allen verschwiegen, dass wir die nächsten Monate im Ausland sein werden. Gerne hätten wir die Kitafrage vor unserer Abreise geklärt, doch alles, was wir bekamen, waren drei Absagen und eine Einladung zum »Vorspielen« bei einer Tagesmutter.

Dankbar haben wir also eines Nachmittags bei Frau Karnikowski geklingelt, die – schicksalhafte Fügung – in unserer Parallelstraße wohnt. Frau Karnikowski hat hennarote Haare, und ihre großzügige Wohnung war komplett kinderfreundlich umgestaltet. In den Ecken standen Boxen mit Bauklötzen herum, es gab eine Kuschelecke mit vielen bunten Kissen, im Essbereich standen Miniatur-Tische und -Stühle. Frau Karnikowski hat ein nettes Lächeln. Sie war früher mal Modellschneiderin, wahrscheinlich waren deshalb ihre Vorhänge so hübsch drapiert. Das Fischgrätparkett hätten wir auch gerne gehabt.

Angestrengt rückten wir unsere Schokoladenseiten in Szene. Frau Karnikowski lächelte und musterte uns von Kopf bis Fuß.

»Ich habe ja auch Diplomatenkinder hier«, sagte sie. »Das muss schon auch passen. Haben Sie denn noch Fragen?«

»Gehen Sie jeden Tag mit den Kindern raus?«, wollte Erol wissen.

178

»Ach nein, wenn es regnet nicht. Sie können ja mal probieren, sechs Kleinkindern Matschhosen, Gummistiefel und Regenhüte anzuziehen – dann macht einer im Hausflur in die Hose, da können Sie wieder von vorne anfangen.«

»Das verstehe ich«, sagte Erol.

»Und was gibt es so zu essen?«

»Ich achte natürlich auf abwechslungsreiche Kost«, erklärte Frau Karnikowski. »Aber die meisten Kinder essen halt gerne Fischstäbchen und Pommes. Oder haben Sie schon mal versucht, gleichzeitig sechs Kleinkinder zu betreuen und für sie zu kochen?«

»Nein, das traue ich mir sicher nicht zu«, sagte Erol.

»Und was machen Sie so für Spielangebote?«

»Freies Spiel ist ganz wichtig, das fördert die Kreativität.« Frau Karnikowski erhob sich aus ihrem Ohrensessel.

»Kommen Sie, ich zeig Ihnen die anderen Räumlichkeiten.«

Im Flur hingen Kinderzeichnungen und selbstgebastelte Schmetterlinge mit Kulleraugen an der Wand. Tim schien nicht uninteressiert. Frau Karnikowski öffnete eine weitere Flügeltür. An der Wand des moosgrün gestrichenen Zimmers befand sich ein riesiger Flachbildschirm.

»Wir machen auch Medienerziehung. Ich halte es für sehr wichtig, dass Kinder rechtzeitig damit umgehen können.«

»Einjährige?«, fragte ich und erntete sofort einen wütenden Blick von Erol, der auch gerne so eine Glotze hätte.

»Warum nicht?«, fragte Frau Karnikowski und lächelte einfach immer wieder. »Irgendwann muss ich ja auch mal die Hände frei haben oder aufs Klo. Dann sind die Kinder am sichersten vor dem Fernseher aufgehoben. Oder haben

Sie schon mal so einen Sack Flöhe gehütet? Sie haben ja nur Finn. Und der sieht ganz brav aus.«

»Tim.«

»Sag ich doch!«

Auf dem Heimweg hatten Erol und ich das Worst-case-Szenario durchgespielt. Gesetzt den Fall, die einzige Zusage käme von Frau Karnikowski. Würden wir Tim wirklich dieser Frau anvertrauen? Wer kontrolliert eigentlich, was die den ganzen Tag mit ihren Schutzbefohlenen anstellt? Mir wurde eisig kalt. Ich blieb mitten auf der Straße stehen:

»Falls wir keinen Platz oder nur einen bei dieser Schrulle bekommen, bleibe ich zu Hause.«

Die Vorstellung von sechs vor dem Flachbildschirm abgesetzten Kleinkindern machte mir einen Kloß im Hals.

Erol legte mir den Arm um die Schulter: »Wird schon schiefgehen.«

Ein Groschen für seinen Optimismus.

Das Handy klingelt um 3:30 Uhr. Erol wälzt sich schnaufend auf die Seite. Ich gleite mit klopfendem Herzen aus dem Bett und stelle die Kaffeemaschine an. Im Flur unserer Ferienwohnung stehen drei Koffer, ein Berg aus Handgepäck, eine zusätzliche Tasche mit Spielzeug und die Einzelteile des Kinderwagens. Draußen zieht eine Horde Partytouristen vorbei.

Wir sind nicht mehr zu Hause, aber noch lange nicht angekommen. Früher habe ich diesen Zustand des Unterwegsseins genossen. Es war inspirierend zwischen den Zeitzonen und Welten, mir gefiel die Anonymität von Flughafenterminals. Jetzt flößt mir das alles plötzlich Angst ein. Ich bin nicht mehr nur für mich selbst verantwortlich, sondern für eine Mini-Familie. Ist dies alles nicht nur ein Egotrip? Haben wir uns zu viel vom Falschen vorgenommen? Erol trabt durch den Flur.

»Lass ihn schlafen, bis das Taxi kommt«, flüstert er und schließt die Badezimmertür.

Der Klodeckel klappt. Ich reibe mir die Augen und gähne. Jetzt gibt es kein Zurück mehr.

Babys haben beim Fliegen oft Probleme mit dem Druckausgleich, deshalb ist es empfehlenswert, sie während des Starts und der Landung zu stillen oder ihnen die Flasche zu geben. Also liegt Tim quer auf meinem Schoß, von einem Extra-Gurt umschlossen, der wiederum an meinem Gurt befestigt ist. Die Turbinen geben Schub, ich ziehe den Reißverschluss meiner Kapuzenjacke auf und schiebe eine Brust in Tims Gesicht. Der quietscht vor Vergnügen, schnappt sofort zu und saugt, bis der Flugkapitän durchsagt, wir hätten die endgültige Flughöhe erreicht. Ich lege ihn in das Babybassinet, decke ihn zu und lasse mich in den Sitz sinken. Erol ist schon eingeschlafen, die Kopfhörer baumeln neben seinen Ohren. So holen wir Schlaf nach, bis der Flight Tracker Kongo anzeigt.

»Sie haben ein richtiges Reisebaby, der nimmt das ja gelassen«, lobt die Stewardess Tim.

Ich kann es auch kaum glauben, dass wir so ausgeruht sind, und gehe frohen Herzens über den Wolken Windeln wechseln.

Zu früh gefreut. Die fünfeinhalb Stunden von Kongo bis Kapstadt will Tim so gut wie ohne Unterbrechung an meiner Brust verbringen. Über Uganda finde ich das noch okay, aber im botswanischen Luftraum habe ich zwei wunde

Brustwarzen. Jeder Versuch, ihn abzumachen, endet in jenem kehligen Geschrei, das die Umsitzenden aufstöhnen und genervt auf ihren Economy-Sitzen herumrutschen lässt. Ich stille also weiter, um des lieben Friedens willen – auch wenn mir alles weh tut und ich feststelle, dass Tim an der aufliegenden Wangenseite schon ganz rot ist. Entweder Erol trägt ihn durchs Flugzeug, oder ich stille. Anders kann ich ihn nicht beruhigen. Seinen Fencheltee und die Möhrchen spuckt er in hohem Bogen wieder aus, auf mich übrigens. Ob das am Fliegen liegt? Ich verteufele die Idee dieser Expedition.

Schrieben nicht immer alle »Nido«-Autoren so gülden vom wahnsinnig unkomplizierten Verreisen? Ich weiß langsam wirklich nicht mehr, wie ich Tim auf dem Schoß halten soll. Erol bestellt Eiswürfel, die ich in Tims Lätzchen wickele und so auffällig unauffällig meine Brüste kühlen kann. Neiderfüllt beobachte ich, wie unsere Mitpassagiere in Ruhe Liebesfilme gucken.

»Welcome, Sweetie!« Erst als eine Frau bei der Einreise den Stempel in Tims Reisepass klatscht, vergesse ich meine frontale Pein für einen Augenblick. Tim schläft selig im Kinderwagen, der erstaunlicherweise in allen Einzelteilen angekommen ist.

Unser Mietwagen – ein gigantischer, uralter Mercedes – bleibt noch am selben Abend in der Einfahrt zu unserem Haus liegen. Wir schieben ihn mit den letzten Kraftreserven auf den Parkplatz, schleppen unser Gepäck ins Schlafzimmer, das sich unter dem Spitzboden befindet, und legen uns zu dritt ins Bett. So muss sich tot sein anfühlen.

Am nächsten Morgen werde ich ausnahmsweise nicht von Tim, sondern von einer fremden Stimme geweckt. Unser Untermietvertrag beinhaltet nämlich die Zugehfrau der Vermieterin. Ihr Name ist Lucille, wie die Lieblingsgitarre von B. B. King. Ich schlage die Augen auf und sehe durchs Dachfenster direkt auf den wolkenverhangenen Tafelberg, den Hausberg Kapstadts. Dicke Regentropfen pladdern auf das Fensterglas. Tim liegt auf dem Rücken, hat alle viere von sich gestreckt und schnarcht. Seine Wangen leuchten rot wie ein Braeburn-Apfel.

Ich klettere mit steifen Beinen die Treppe hinab ins Wohnzimmer und begrüße Lucille. Als Xhosa trägt sie einen langen, braunen Rock und eng anliegende Hals- und Fußketten aus geflecktem Tierfell. Außerdem steht sie bereits am Herd und lässt jungle oats, Haferflocken, in heiße Milch rieseln.

»Wo ist das Baby?«, fragt sie und schüttet eine Handvoll Zucker in den Topf.

»Babys mögen es süß!«

Kleines Missverständnis: Unsere Vermieterin hat keine Sekunde daran gezweifelt, dass wir eine Nanny für Tim brauchen. Und Lucille ist bestens auf ihre Aufgabe vorbereitet. Wie sich herausstellte, hat sie selbst vier Teenager-Töchter.

Sie bedeutet mir, sich solle mich setzen. Gehorsam nehme ich an dem großen Holztisch Platz. Lucille bringt mir eine Tasse Rooibos-Tee mit warmer Milch.

»Danke. Hör mal, Lucille«, sage ich. »Das bin ich nicht gewohnt. In Deutschland mache ich mir den Tee selbst. Und ich kümmere mich auch selbst um Tim.«

»Das geht nicht«, erklärt sie und nimmt den Topf von der Flamme.

»Wenn ihr mich nicht wollt, bin ich arbeitslos. Das wäre eine Katastrophe für mich und die Kinder.«

Ich nicke und nehme einen Schluck des herb-süßen Tees. Erst mal wach werden. Lucille singt leise vor sich hin, während sie mit einem Lappen über die Fronten der blitzblanken Küche reibt.

Auf dem Spitzboden rührt sich etwas. Ich höre Erol auf Tim einreden. Der beginnt zu quäken. Erol läuft barfuß die Treppe runter. Wie wird Tim auf die Fremde mit dem Kopftuch reagieren? Lucille lässt sofort den Lappen fallen.

»Hallo, du wunderschönes Baby!«, ruft sie und streckt die Arme aus.

Erol, noch nicht ganz bei Sinnen, reicht ihn ihr. Und als sei Lucille eine lang verschollene Oma, schmiegt sich Tim sofort an ihre Schulter und beginnt, an ihrem Ohrläppchen zu ziehen – ein Zeichen größtmöglicher Sympathie.

»Bist du hungrig? Möchtest du etwas essen? Ein bisschen von Lucilles feinem Pap?«

»Jo, ich glaube schon«, meint Erol.

Und Tim verzehrt, auf Lucilles Schoß, Löffelchen um Löffelchen des südafrikanischen Powerfrühstücks.

Lucille bietet an, unsere Koffer auszupacken, und erklärt uns den Weg zum nächsten Einkaufszentrum. Dort bekämen wir alles, was wir brauchten, der Kühlschrank sei ja leer. Doch Tim hat Lust auf Nachschlag und will gestillt werden. Ich lege ihn quer über meinen Schoß. Mittlerweile ragen seine Beinchen über mich hinaus.

»Ich kann es nicht glauben.« Lucille beobachtet uns atemlos.

»Du stillst dein Baby. Aber du bist eine weiße Frau!«

Sie kommt näher, um die Szenerie genauer zu betrachten. Sie duftet nach Holzkohlenfeuer und Fettcreme.

»Gut. Sehr gut!«

Ich lache leicht verunsichert.

»Ist das hier nicht üblich?«

»Nein. Habe ich noch nie gesehen. Wir afrikanischen Frauen geben unseren Babys die Brust. Das heißt, wenn wir können. Formula-Nahrung ist viel zu teuer. Nur weiter so, weiter so!«

Sie tätschelt meine Schultern. Tim macht eine Saugpause, guckt Lucille aus den Augenwinkeln an und giggelt fröhlich.

Klaus von Klaus' Car Hire kommt persönlich vorbei, um die liegengebliebene Schrottkarre gegen einen neuen Mercedes auszutauschen. Mit wortreichen Entschuldigungen übergibt er uns die Schlüssel.

»Dieser Wagen«, erklärt er auf Deutsch »ist das beste Pferd in meinem Stall. Er wird euch keinen Kummer machen.«

Es dauert eine Weile, bis wir den Kindersitz auf der Rückbank installiert haben – und es dauert noch länger, bis wir Tim in dem Ding festgeschnallt haben.

Im Einkaufszentrum mache ich mich als Erstes auf den Weg zur Drogerie, »Clicks« heißt die hier. Tim sitzt im Einkaufswagen, noch etwas benommen von den Anstrengungen der vergangenen Tage. Seine Wangen und sein Kinn glühen inzwischen wie ein Feuerlöscher, er sabbert. Vor dem Regal mit der Babykost beginnt er zu schreien. Ich streiche über sein Köpfchen und biete ihm den Schnuller an. Er spuckt ihn aus. Ich nehme ihn aus dem Wagen und trage ihn leise summend ein bisschen herum, doch sein Geschrei steigert sich noch.

»Theresa!«

Erol hat sich von den Hautbleichmitteln losgerissen.

»Was ist denn los?«

Ich habe keine Ahnung. Tims Gesicht ist richtig verzerrt, so doll schreit er. Wahrscheinlich ist das alles einfach zu viel für ihn: Einmal um die halbe Welt reisen, die fremde Umgebung, dann Lucille und der Pap – kein Wunder, dass er sich aufregt.

Da sehe ich sie: eine kleine weiße Stelle, die sich hell vom Zahnfleisch von Tims Unterkiefer abhebt. Sein erster Zahn. Erol und ich wechseln einen aufgeregten Blick.

»Wahrscheinlich ist er wegen der veränderten Druckverhältnisse in der Kabine durchgebrochen«, meint Erol.

»Ja, klar«, lache ich.

»Oder einfach, weil es gerade jetzt an der Zeit ist.«

Wir machen uns auf die Suche nach einem kühlenden Gel fürs kindliche Zahnfleisch und haben nun eine gute Erklärung für Tims Unwohlsein und die roten Stellen im Gesicht. Mir tut er schon wieder wahnsinnig leid – ein Langstreckenflug mit Zahnschmerzen, das muss die Hölle sein. Erol schiebt ihn durchs Einkaufszentrum, während ich die Babynahrung weiter inspiziere: »Butternut & Lamb Casserole«, »Beef & Noodle Bake«, »Vanilla Yoghurt with Pears and Raspberries« – ich lade alles in den Wagen. Dazu eine Dose Milchpulver, abends wollen wir Tim weiterhin sein Fläschchen geben, um zu verhindern, dass er sich daran gewöhnt, an der Brust einzuschlafen. Außerdem wird Erol ihn so auch mal über längere Zeit betreuen können. Einen halben Tag allein im Café sitzen und lesen – ein ganz großer Traum von mir.

Nicht-Eltern machen sich kaum klar, was ein Café- oder Restaurantbesuch mit einem neunmonatigen Kind bedeutet. Tim hat nämlich nicht nur einen Zahn bekommen, sondern auch angefangen zu robben. Nun folgt er seinem Bewegungsdrang überallhin. Es ist sehr süß mit anzusehen, aber eben auch wahnsinnig zermürbend, wenn man im Café ein Omelette verzehren und dazu einen heißen Cappuccino trinken will.

Erol und ich gehen dazu über, unsere Mahlzeiten hintereinander zu bestellen, so kann einer essen, und einer spielt mit Tim und passt auf. (Treppen, Geländer, Automatiktüren – alles potenzielle Todesfallen.) Mein Appetit hat einen neuen Höhepunkt erreicht. Zum ersten Mal habe ich das Gefühl, ich werde regelrecht ausgesaugt, und mein Körper ist – zu Lasten meiner geistigen Fähigkeiten – nur noch mit der Milchproduktion beschäftigt. Typisch, wenn das Baby einen Entwicklungssprung macht.

Die Nächte auf unserem an und für sich sehr romantischen Spitzboden sind für mich nicht ganz so romantisch: Tim will wie ein Neugeborenes ständig gestillt werden, und bekommt er nicht, was er will, zieht er an meinem Zopf oder zerkratzt meinen Hals. Ich habe höchstens drei Stunden am Stück Ruhe, während Erol neben mir – eingekuschelt in ein dickes Federbett – störungsfrei durchschläft.

Nichts ist schlechter für eine Liebesbeziehung, als einen schlummernden Mann zu betrachten, während man selbst unberechenbaren Kratz-, Saug- und Zupfattacken eines

Vampirs ausgesetzt ist, der tagsüber den ausgeglichenen Sonnenschein spielt. Meine Hass-Attacken versuche ich mit der bewährten Yoga-Wechselatmung zu neutralisieren.

Dazu kommt ein Zipperlein, das mir richtig Sorgen macht: Ich kann morgens weder Finger noch Zehen bewegen – alles ist steif. Natürlich google ich und finde: »Stillrheuma«. Der Begriff geistert durch viele Internetforen, und die Symptome sind deckungsgleich mit meinen. Viele verzweifelte Frauen schreiben, dass der Hausarzt sie weggeschickt hat, ohne etwas zu unternehmen. Eine Still-Überlebende tröstet die Leidenden: »Es nervt, aber es geht auch wieder weg. Wenn Männer Brüste hätten, könnte man sich diese Schmerzen wahrscheinlich auf die Rente anrechnen lassen!!!«

Mich erinnert das an Gloria Steinems bahnbrechenden Aufsatz *If Men Could Menstruate* aus dem Jahr 1978. Wenn Männer ihre Tage kriegen könnten, schreibt die amerikanische Feministin sinngemäß, würden sich ganze Medizinerkongresse mit der Erforschung von Unterleibskrämpfen befassen.

Ich vermisse Erkenntnisse zum Thema »Stillrheuma«. Die Symptome, für die sich jemand diesen irreführenden und natürlich falschen Namen »Rheuma« ausgedacht hat, müssen endlich erforscht werden. Jedenfalls, solange ich morgens die Treppe vom Spitzboden nicht mehr runterkomme.

Ich erreiche mal wieder ein neues Level der Müdigkeit – diesmal ist es so schlimm, dass ich, sobald wir in unserem Kreuzfahrtschiff von Mercedes sitzen und Tim in seinem Sitz vorschriftsmäßig befestigt wurde, einmal böse grunze

und dann einschlafe. Hält Erol auf unseren Erkundungs-
touren über die Kap-Halbinsel irgendwo an, um Kaffee zu
holen, schnaube ich ihn an, er soll bloß weiterfahren. Einmal bleibe ich sogar schlafend im Wagen zurück, als Erol
mit Tim eine Pinguinkolonie besichtigt.

Mein erster Gedanke, wenn Tim gegen 5:30 Uhr sein
Frühstück will: Wie um alles in der Welt stelle ich es an,
dass ich bald wieder schlafen kann?

Gegen 6:30 Uhr steht meist Lucille in der Tür, sie hat
bereits eine weite Reise aus einem von Kapstadts Town-
ships hinter sich. Über eine Stunde ist sie erst mit einem
Vorortzug, dann mit einem Minibus ins Stadtzentrum
gefahren, und sie ist es auch, die mir hilft, die Dinge wieder
in Relation zu setzen. Da draußen leben Hunderttausende
Frauen unterhalb des Existenzminimums, sie kämpfen mit
Krankheiten, der Kälte, alltäglicher Gewalt und harter
Arbeit. Ich bin die Luxus-Tante aus Europa, die alles hat
und trotzdem nicht klarkommt.

»Lucille«, frage ich »können wir dich mal besuchen, da,
wo du wohnst?«

Sie lacht überrascht. Dann schaut sie ernst: »Nein, das
geht nicht. Vielleicht irgendwann. So lange lassen wir alles
so, wie es ist, okay?«

Mich stimmen die südafrikanischen Verhältnisse nachdenklich. Die Mehrzahl der Menschen lebt hier, zwanzig
Jahre nach dem Ende der Apartheid, immer noch unter
unwürdigen Bedingungen. Doch wenn man als Besucher
nichts davon sehen und spüren will, muss man auch nicht.
Es ist leicht, sich von dem Geist der alltäglichen guten
Laune forttragen zu lassen – ob an der Supermarktkasse,
im Café oder an einem der weltberühmten Strände.

Wir kaufen uns eine riesige Decke, einen Sonnenschirm und verbringen oft Stunden am Strand. In Pullover und Shorts ist es angenehm. Tim hat nach kürzester Zeit eine ordentliche Panade entwickelt, bestehend aus Sonnencreme und Sand. Die langen Spaziergänge mit den Füßen in der eiskalten Gischt und dem Blick auf die Zwölf Apostel sind ebenso schön wie extra ermüdend – meistens wache ich erst wieder auf, wenn ein Strandverkäufer mir ein Tierchen aus Draht und Perlen verkaufen will.

Wir sehen schwarze Mütter, die ihre Babys mit Tüchern und Badelaken auf dem Rücken festgezurrt haben, und weiße Mütter, die ihre Babys angeschnallt in Maxi-Cosis durch die Einkaufszentren schieben. Ich errege zum Glück kaum Aufmerksamkeit, wenn ich in der Öffentlichkeit stille.

Tim hat sich angewöhnt, mir nachts einfach am Zopf zu ziehen, wenn er Zuwendung haben will. Er zieht ruckartig und kräftig, so dass ich sofort aufwache und, sehr beschämend, richtig sauer werde. Tim lässt sich davon überhaupt nicht mehr abbringen, hat er doch eine sehr zuverlässige Möglichkeit entdeckt, mich zu wecken. Mein Pferdeschwanz hängt noch schlapper in der Gegend rum als ich. Ich fasse einen teuflischen Plan.

»Erol«, sage ich beim Frühstück. »Heute will ich zum Friseur. Meinst du, Tim erkennt mich auch mit kurzen Haaren?«

»Tim? Der schon.« Ich finde einen süßen Salon, wo zum neuesten Klatschmagazin eine Mini-Etagère mit glasierten Cupcakes und Tee serviert wird. Die Friseurin fragt, ob ich mir diesen Schritt auch gut überlegt hätte – Liebeskummer sei zwar schlimm, aber doch kein Grund, sich selbst zu bestrafen! Nach Klärung der Angelegenheit greift sie zur Schere.

Schnippschnapp, schon fallen meine Haare aufs Linoleum. Am Ende zeigt mir der Spiegel endlich wieder ein glückliches Gesicht. Ein schöner Nebeneffekt: Ich gefalle mir! In der nächsten Nacht stellt sich heraus: Der Plan ist aufgegangen. Tim, dieses lernfähige Riesenbaby im blauweißen Nicki-Schlafanzug, ist dazu übergegangen, mir sanft auf die Schulter zu tippen.

Gleich östlich von Kapstadt beginnen, nicht mal eine Viertelstunde mit dem Auto entfernt, die Winelands. Eine herrliche Sache – wenn man denn Wein trinken darf.

Erol und ich lassen uns dennoch nicht davon abhalten, ein Weingut nach dem nächsten zu besuchen. Diese Ausflüge sind hier ein Volkssport, vor allem natürlich am Wochenende. Viele Weingüter liegen innerhalb grüner Parks, man kann fertig gepackte Picknickkörbe kaufen oder einen Brunch im Restaurant genießen.

Während Erol eine Pinotage nach der anderen kostet, halte ich mich an einem Appletizer fest, der südafrikanischen Variante der Apfelschorle. Ich bin ja der Chauffeur.

Mein geliebter Mann ist total angetan von der geschmacklichen Vielfalt der Weinlandschaft, bald schon kann er mit der Hilfe des Weinführers »Platter's« unterscheiden, wie sich verschiedene klimatische Bedingungen auf das Aroma auswirken: die kühle Brise des Atlantiks etwa, oder die mediterrane Sonneneinstrahlung auf den Hügeln von Stellenbosch.

Die Weingüter, die wir besichtigen, werden immer kleiner, so dass zum Schluss die Winzer selbst den Tastingroom für uns öffnen.

An einem besonders schönen Tag – die Sonne tropft wie Honig auf die Akazienbäume eines schmalen Tals, der Himmel blauer als alle Himmel, die ich bisher kannte, ein Fluss glitzert, am Rand der Schotterpiste weidet eine Herde Strauße – besuchen wir eine abgelegene Farm.

Der Winzer, ziemlich überrascht von unserem Erscheinen, entkorkt reflexartig eine Flasche Sauvignon Blanc und lässt in der Küche einen Käseteller zusammenstellen. Er stellt sich als Adriaan vor, ist ein Riesentyp, trägt eine sandfarbene Safari-Hose, Wanderschuhe und ein weißes Hemd. Sein Gesicht ist voller rotblonder Haare.

»Ihr sollt den weiten Weg doch nicht umsonst gemacht haben«, dröhnt er.

Als ich kopfschüttelnd die flache Hand auf mein Weinglas lege, ist er empört.

»Und du trinkst nichts?«

»Ich stille noch.« Damit bin ich für gewöhnlich aus dem Schneider.

Nicht so bei Adriaan.

»Glaube mir«, raunt er. »Ich war fünfzehn Jahre lang Chefarzt in einem Frauenkrankenhaus in Port Elizabeth. Du. Kannst. Ein. Glas. Trinken. Südafrikanerinnen genießen sogar während der Schwangerschaft täglich ihr Glas Wein.«

»Das würde ich auch sagen, als Winzer.« Erol, der treue Toxikologe an meiner Seite, schaltet sein Blaulicht an.

»Ach lass doch.« Ich strahle. Wasser auf meine Mühlen!

»Er hat bestimmt recht. Ich probiere jetzt ein Glas.«

Tim robbt in Sichtweite über den manikürten Rasen.

Er hebt immer mal wieder ein rotes Blatt auf und betrachtet es.

Ich erinnere mich an den Milchstau, den mir der moderate Weißwein-Genuss vergangenes Jahr beschert hat. Doch inzwischen stille ich ja nicht mehr voll, höchstens noch zwei Mal täglich – und halt nachts. Es muss doch irgendwie möglich sein, dass auch ich die versprochenen Stroh- und Ananas-Aromen des Sauvignon Blancs probieren kann. Ich würde ja dank Adriaan sogar unter ärztlicher Aufsicht trinken.

Schon der erste Schluck lässt mich an den Aufkleber an der Tür unserer Berliner Enoteca denken: »Kein Alkohol ist auch keine Lösung.« Der herrlich frische Tropfen passt perfekt zur Umgebung, er rundet das ganze Erlebnis ab, er ist das Mosaiksteinchen, das noch fehlte. Ein leichter Glimmer legt sich wie ein Weichzeichner über die Szenerie. Ich spüre, wie meine Lippen sich zu einem Lächeln spannen.

»Können wir bei dir übernachten, Adriaan?«, frage ich lammfromm. Meine Laune wird immer besser.

»Ja, wir haben ein Gästehaus, sehr gern.«

Erol schüttelt belustigt den Kopf. Wenn er gewusst hätte, wie mich kleine Dosen Alkohol entspannen, hätte er mir schon früher welchen erlaubt, wird er später erklären.

Gegen 21 Uhr lege ich mich zu Tim unter ein gelb geblümtes Federbett. Ich spüre noch, wie meine Gebeine in die weiche, kühle Matratze sinken – und das Nächste, an das ich mich erinnere, ist das langgezogene Pfeifen der Vögel kurz nach Sonnenaufgang. Ich setze mich auf, ordne meine verbleibenden Haare und horche in mich hinein. Ich bin alert, hellwach, funktionstüchtig!

Hat Tim etwa durchgeschlafen? Dafür spricht: Der klopfende Müdigkeits-Kopfschmerz, sonst mein ständiger Begleiter, ist weg. Ich gebe dem schlafenden Tim einen Kuss, springe aus dem Bett und beobachtete mit hinter dem Kopf verschränkten Armen von der Veranda aus, wie die ersten Sonnenstrahlen in das Tal fließen. Aus der Küche zieht der Duft von gebratenem Speck.

Eine ganze Nacht durchgeschlafen zu haben ist eine Offenbarung.

Auf dem Rückweg geraten wir kurz vor Kapstadt in ein Verkehrschaos. Es geht weder vor noch zurück, wir sind eingekeilt zwischen ein paar Minibussen und einem Lastwagen. Tim bekommt schlechte Laune, er quengelt in einem fort. Die Bananen haben wir bereits verfüttert.

»Ich fürchte, du musst ihn stillen«, meint Erol, der auf dem Fahrersitz sitzt.

»Aber ich kann ihn doch nicht aus seinem Sitz holen. Vielleicht geht es bald weiter.«

»Dann musst du ihn eben im Kindersitz stillen. Schaffst du schon.«

Ungläubig schaue ich Erol an. Eigentlich klingt das logisch. Ich schnalle mich ab, klettere über die Handbremse und quetsche mich durch den Spalt zwischen Fahrer- und Beifahrersitz.

Kurz denke ich an die Nachricht, die ich am Morgen in der »Cape Times« gelesen habe: Ein Gefängnisinsasse hat sich nackt von Kopf bis Fuß mit Schmierseife eingerieben. So war es ihm geglückt, zwischen den Gitterstäben des Gefängnisses hindurchzuschlittern.

Schließlich plumpse ich auf den Rücksitz, schiebe ein Knie aufs Polster und öffne Bluse und BH. Meine Brust ist nun, für die Passagiere des Minibus-Taxis neben uns, voll sichtbar. Tim hört sofort auf zu schreien. Was für eine Gelegenheit! Und dazu die witzige Gymnastik-Übung von Mama! Mir schläft meine rechte Körperhälfte ein.

In diesem Augenblick löst sich der Stau. Erol gibt Gas, um aufzuschließen. Es ruckelt, Tim will die Brust nicht loslassen. Also tut er, was er tun muss: Er beißt sich fest. Sein Zahn stößt in den Vorhof meiner Brustwarze, ich kann ein Schreien gerade noch so unterdrücken. Mich von ihm lösend, erkenne ich das ganze Unglück: Blut und Muttermilch vermengen sich zu einem rosa Rinnsal, das auf meine Jeans tropft. Tim leckt sich verdrossen etwas mütterliches Blut von den Lippen.

Ich presse ein Mulltuch, das auf der Rückbank liegt, gegen meine rechte Brust. Die Schmerzen sind ungeheuer und umso heftiger, als dass sie völlig unvermittelt gekommen sind. Oh, Kreislauf! Mir wird schwarz vor Augen. Ich gebe mir eine Ohrfeige. Tim ist offenbar zu perplex zum Schreien.

Dafür schreit Erol, der inzwischen mit neunzig Stundenkilometer über die Stadtautobahn fährt.

»Oh Gott! Splatter! Ich halt gleich an, ja? Splatter! Ich halt an! Nächste Abfahrt!«

In Athlone, einem Township, biegt er links ab. Der Asphalt wird zu Schotter, ein paar Pick-ups warten am Rand der Piste auf Altmetall. Wellblechhütten bis zum Horizont. Meine Brust pocht.

Erol stoppt vor einem vergitterten Kiosk und drückt auf den Zentralverriegelungsknopf. Vorsichtig nehmen wir das Tuch weg, das Blut läuft in zwei breiten Bächen meinen Bauch runter.

»Oh Gott! Das muss bestimmt genäht werden«, murmelt Erol. Er ist ganz käsig.

Tim spielt ganz unbeteiligt mit seinen Fingern, so, als sei nichts geschehen. Ich presse die Decke wieder vor die Brust und weise mit dem Kinn in Richtung Kiosk. Dort stehen, betont desinteressiert, mehrere Männer mit bodenlangen Mänteln und Schlumpfmützen. So ganz nüchtern wirken sie nicht, und zwei von ihnen halten Holzlatten in ihren Händen. Mit einem Schlag wird mir eiskalt.

Klar haben uns alle gefragt, denen wir von unseren Südafrika-Plänen erzählt haben, ob wir uns denn nicht vor der Kriminalität fürchten. Haben wir immer verneint, denn es gibt ja eine einfache Regel, an die man sich besser hält, um in relativer Sicherheit zu sein. Doch gegen diese Regel haben wir soeben verstoßen. Die lautet: ins Township unbedingt nur mit Ortskundigen.

Erol macht einen Hechtsprung zurück auf den Fahrersitz, dreht den Schlüssel um und rast zurück auf die Autobahn. Ich jammere leise vor mich hin, unser kleiner Vampir ist kurz davor, einzuschlafen.

Zu Hause klebe ich ein Stück Zellstoff auf die Bisswunde, gönne mir zwei Paracetamol und kühle mit Eiswürfeln. Wahrscheinlich hätte die Wunde wirklich genäht werden müssen – zurück blieb eine kleine, weiße Narbe, und wenn ich jemanden schocken will, erzähle ich, wie ich die Brustwarze für ein paar herrliche Tage im Juni auf- und zuklappen konnte wie ein Türchen.

# Juli

## Wunder im afrikanischen Busch

*Wie ich im Busch die Gelassenheit einer
Pavianmutter entwickle, einseitig abstille und diverse
Mutproben bestehe.*

Die Abende in Kapstadt gleichen einander wie ein
Straußenei dem anderen. Tim bekommt sein warmes
Milchfläschchen, schläft bestenfalls ein – und wir machen
es uns mit unserem Stapel Serien-DVDs bequem. In unserer
Wohnung ist es mittlerweile so kalt, dass wir unter dicken
Federbetten auf dem Sofa liegen. (Ich gebe zu, ich trage
sogar eine Schlafmütze!) Wegen des langen, heißen Som-
mers, der in unseren Wintermonaten stattfindet, haben die
meisten Wohnungen in Südafrika keine Heizung. Oft ist es
drinnen kälter als draußen.

Nach einer Weile besorgt einer von uns eine Tüte Junkfood vom benachbarten Burger-Laden, dessen einleuchtendes Motto lautet: »When life throws you a Burger, catch it!« Wenn das Leben dir einen Burger zuwirft, schnapp ihn dir!

Gemütlich ist das alles irgendwie schon. Trotzdem: Wie gerne wären wir mal wieder zusammen ausgegangen!

Leider kommt Lucille als abendlicher Babysitter nicht in Frage – sie hätte dann ja mitten in der Nacht die Heimreise antreten oder auf unserem Sofa schlafen müssen. Der Ausflug zu Adriaans Weinfarm klingt immer noch nach, und so beschließen wir, Kapstadt erneut für ein paar Tage hinter uns zu lassen. Im Netz entdecke ich eine Farm, deren Betreiber kleine Blockhäuser im Busch vermieten. In ungefähr fünf Stunden könnten wir diesen abgeschiedenen Ort erreichen – genau richtig zum Beginn der Blütezeit, wenn sich die rote Erde in ein kunterbuntes Farbenmeer verwandelt. Es liegen lediglich ein Gebirge und damit etwa hundertfünfzig unbefestigte Kilometer zwischen uns.

Wir überlegen hin und her, ob wir diese Reise mit einem Baby wirklich antreten sollen. Was ist, wenn der Kleine einen Sonnenstich kriegt? Wo ist das nächste Krankenhaus? Erol ruft schließlich den Farmer Michael an und bittet ihn um sein Urteil.

»Mein jüngster Sohn ist drei«, sagt er. »Bellinda und Sophie, die Zwillinge, sind fünf, und Steve ist acht. Meine Frau hat alle vier Kinder auf der Farm bekommen. Also, worauf wartet ihr noch?«

»Und kommen wir mit einem alten Mercedes über den Pass?«

»Lasst ein wenig Luft aus den Reifen, wenn die asphaltierte Straße endet. Wenn ihr bis 19 Uhr nicht angekommen seid, fahre ich den Weg zurück und suche euch. Ein Handynetz gibt's nicht.«

Die Abenteuerlust siegt. Wir laden den Wagen voll mit Pampers, Bananen, Baked Beans, Eiern, Ketchup und Toastbrot, legen Lucille einen Zettel hin und fahren in den Busch – und damit ins richtige Afrika. Aus der vierspurigen Autobahn wird eine zweispurige Autobahn. Dann gleiten wir eine schmale Asphaltstraße entlang, die zu einer Schotterpiste wird. Wir schlängeln uns weit hinauf ins Gebirge, vorbei an gezackten Steinformationen, Nadelholzgewächsen und weiten Rooibos-Feldern. Greifvögel ziehen vorbei, wir sehen Schmetterlinge, Paviane und Springböcke. Tim wackelt in seinem Kindersitz hin und her. Die holprige Fahrt gefällt ihm. Wir sind verzaubert, das steht fest.

Michael, der Farmer, trägt eine verspiegelte Pilotenbrille auf der Nase. Er begrüßt uns und zeigt uns unsere Blockhütte. Sie steht unweit eines Flusses, zwei Pferde grasen in der Nähe, und eine getigerte Katze liegt auf der Veranda in der Sonne. Michael meint, wenn wir heute Abend keine Lust mehr hätten zu kochen, seien wir herzlich an den Familientisch eingeladen. Und jetzt müsse er uns noch etwas zeigen.

Wir marschieren ein Stück durch das Tal. Hier gibt es wirklich gar nichts. Drei Stunden Autofahrt bis zum nächsten Geschäft. Man hört nur das Gluckern des Baches und das langgezogene Fiepen der Vögel. Ich sauge den harzigen Duft tief in die Nase. Keine Fernsehserien, kein Handyempfang – hier gibt es keinerlei Ablenkung.

»Da hinten«, Michael zeigt in die Ferne. »Seht ihr das?«

Tatsächlich, eine Art große Hütte mit Wellblechdach.

»Unser Hangar. Da ist meine Cessna drin. Für den Fall, dass mal was mit den Kindern ist.« Er lacht über unsere ungläubigen Gesichter.

In dieser sternenklaren Nacht fühlen wir uns wie die ersten Menschen. Tim liegt dicht an mich gekuschelt unter einer Daunendecke, im Mondschein kann ich seine Atemwölkchen erkennen. Eine tiefe Ruhe hat von uns Besitz ergriffen.

Am Morgen wache ich vom Klicken eines Feuerzeugs auf. Erol steht an der Kochzeile und zündet den Gasherd an, um Eier zu braten. Er trägt seine Winterjacke über dem Schlafanzug und Boots an den Füßen. Ich stille Tim unter der Bettdecke – mit der linken Brust. Rechtsseitig habe ich wegen der Warzenverletzung bereits abgestillt. Sehr zu meinem großen Missfallen sind meine Brüste nun verschieden groß. Links rund, fest und hübsch wie immer, rechts unansehnlich geschrumpft. Ein bisschen, ich betone: ein bisschen so wie bei einem wenige Tage alten Luftballon. Hat man sich einmal an den Stillbusen gewöhnt, fällt der Abschied schwer. Ein paarmal habe ich noch vergeblich versucht, ihn rechts anzulegen.

Meine neue Einseitigkeit hat zur Folge, dass ich noch krummer werde, es gibt ja keinen Ausgleich mehr. Ich liege auf der linken Seite, wenn ich im Bett stille, auch im Sitzen beuge ich mich nach links. Nach unserer Rückkehr nach Deutschland, beschließe ich, werde ich komplett abstillen. Ein Jahr ist genug, außerdem werde ich wieder arbeiten. Wie ich das genau anstellen soll? Keine Ahnung. Tim wird mit zunehmendem Alter immer wilder auf die Brust und trommelt morgens nach dem Aufwachen gern mit den Fäustchen auf mir herum.

Manche Mütter verabschieden sich für drei Tage in ein Wellness-Hotel und lassen das Baby mit dem Vater allein. Angeblich eine todsichere Methode, aber nicht meine. Zu rabiat erscheint mir die Vorstellung. Geht das Abstillen nicht auch ohne Tränen? Ermutigend finde ich hingegen die Erzählungen anderer Mütter, die betonen, das Baby hätte sich »einfach von selbst« abgestillt, sprich, die Brust eines Tages von selbst verweigert.

Was ist eigentlich mit den Kleinkindern auf dem Spielplatz, die vom Klettergerüst fallen, auf ihre Mütter zurennen und schreien: »Mama, Brust!« Und den Müttern, die daraufhin bereitwillig ihre Pullover hochschieben? Die haben sicher ihre Gründe, aber bei aller Toleranz muss auch die Frage gestattet sein: Ist das wirklich noch eine gesunde Bindung, oder geschieht das aus purem Egoismus?

Ich kann echtes Langzeitstillen nicht nachvollziehen. Die Deutsche Stillkommission hat gezählt: neunzig Prozent der Mütter geben ihren Kindern nach der Geburt die Brust, siebzig Prozent nach zwei Monaten, nach einem halben Jahr stillen weniger als die Hälfte.

Bisher bin ich auch zu gemütlich zum Abstillen. Zu verlockend ist es einfach, morgens eine Viertelstunde länger gemeinsam im warmen Bett liegen zu können. Man verwächst buchstäblich mit seinem Kind, und ich finde das Kuscheln umso wichtiger, weil wir in Tims ersten sechs Lebenswochen voneinander getrennt waren.

Dick eingemummelt sitzen wir auf der Bank vor unserem Blockhaus und essen die dampfenden Rühreier. Die Sonne schickt erste Strahlen über eine Berggruppe und bringt die

Tautropfen im Gebüsch zum Schimmern. Heute wollen wir eine Wanderung machen, dafür haben wir extra einen Tragerucksack für Tim besorgt. Erol hat sich damit abgefunden, den Packesel zu geben – ich komme mit dem Gestänge plus Kind auf dem Rücken höchstens fünfhundert Meter weit.

Michael hat uns den Rundweg erklärt und versichert, dass die gefährlichen Raubtiere hier längst vertrieben wurden. Wenn es irgendwo raschele, so sei das höchstens Wild. In Acht nehmen sollten wir uns nur vor den Pavianen – den Baboons, wie sie hier heißen. Die seien zwar harmlos, aber möglicherweise ganz wild auf unseren Proviant.

Bestens gelaunt marschieren wir los. Wir erklimmen in Schlangenlinien einen Hügel, und als wir auf einem Hochplateau ankommen und verschnaufen, fächert sich eine Landschaft vor uns auf, die jeden mit dem Werk Walt Disneys vertrauten Westler an »König der Löwen« erinnern muss.

Tim schläft schon wieder und hängt wie ein nasser Sack im Tragegestell. Ab und an setze ich ihn gerade hin, aber sein Köpfchen fällt immer wieder nach vorne. Greifvögel ziehen pfeilschnell durch den Himmel, die Steinchen knirschen unter unseren Wanderschuhen, während der Busch immer dichter wird. Gegenseitig machen wir uns auf besonders skurril geformte Steine und neue Sichtachsen aufmerksam. Die Sonne steht mittlerweile hoch am Himmel und wärmt unsere Haut.

Plötzlich bleibt Erol, der vorausgeht, stehen und bedeutet mir, ohne sich umzudrehen, nur mit einer Handbewegung, still zu sein. Ich luge vorsichtig an ihm vorbei – und sehe direkt in ein bernsteinfarbenes Augenpaar. Der Baboon stößt einen kehligen Laut aus, der wie ein langgezogenes Kichern klingt, sofort ertönt ein leises Antwortkichern, das aus den verwuschelten Tiefen seines Fell kommt. Ein Affenbaby! Keck spielt es mit der geröteten Brust seiner ungerührten Mutter.

In diesem Augenblick vibriert es in meiner Innentasche. Das Handy! Ich hatte es dort vergessen. Warum ist hier plötzlich Empfang? Einer inneren Eingebung gehorchend, laufe ich schnellen Schrittes etwa fünfzig Meter zurück, die ersten Schritte rückwärts. Ich vertraue darauf, dass Erol unsere Brut auch alleine gegen einen kleinen Affen verteidigen kann.

»Ja?«, flüstere ich geschäftig.

»Theresa?« Eine Frauenstimme.

»Ja! Wer spricht?«, raune ich.

»Hallo? Ach, gut, dass ich dich erreiche. Hier ist Svenja.«

»Wer?«

»Svenja von der Kita Purzelbaum. Wenn ihr wollt, könnt ihr den Platz zum 1. 8. haben.«

Abends sitzen wir mit Michael und seiner Frau Lucy ums Feuer. Erol riecht nach Tigerbalsam, sein Rücken hat ihm das Tragegestell übelgenommen. Auch meine Beine schmerzen, aber die körperliche Erschöpfung fühlt sich viel besser an als die Müdigkeit nach durchgemachten Still-Nächten.

Stirnrunzelnd hören sich die beiden unsere Kita-Geschichten an. Lucy, eine große Rothaarige mit Männerhänden, die auf der Farm aufgewachsen ist, meint:

»Klingt alles ziemlich stressig. Hier mache ich einfach die Tür auf, und die Kinder rennen raus.«

»Und der Fluss, habt ihr keine Angst, dass einer rein-fällt?«

Amüsiert wechseln die beiden einen Blick.

»Fürchtet ihr denn nicht, dass Tim in der Stadt vors Auto läuft? Angst ist immer ein schlechter Berater«, sagt Michael.

»Übrigens, habt ihr morgen früh Lust, das Tal mal von oben zu sehen?« Er stochert in der Glut.

»Auf jeden Fall«, beeile ich mich und bin plötzlich ganz wach.

»Aber was ist mit Tim?«

»Den lasst ihr besser unten, das ist zu laut für ihn.«

Lucy zieht die Decke enger um sich. »Ich passe gerne die halbe Stunde auf ihn auf. Ist auch eine gute Übung im Los-lassen.«

Die Frau weiß echt, wovon sie spricht.

Am nächsten Morgen klettern Erol und ich über eine Treppe und den Tragfügel in die kleine Maschine. Ich habe sicherheitshalber nur eine Tasse Kaffee gefrühstückt. Michael gibt uns Kopfhörer.

»Dann mal los«, ruft er und lässt die Motoren aufheulen.

Wir beschleunigen auf der holprigen Piste – und heben ab.

»Wahnsinn«, schreit Erol, der hinten sitzt.

»Jaaaa«, rufe ich. »Wahnsinn!«

Unter uns schlängelt sich der Weg, den wir hochgewan-dert sind, durch den Busch. Wir überfliegen ein rechtecki-ges Hochplateau, auf dem Rooibos wächst. Der Fluss glit-zert silbrig, eine Herde Schafe stiebt auseinander. Über uns nichts als der blaue Himmel.

Michael fliegt ein paar Achten und freut sich wie ein klei-

204

ner Junge, der sein Spielzeugflugzeug vorführen darf. Das Glück fährt mir in den Bauch. Eines Tages werden wir das hier mit Tim wiederholen. Ich gratuliere mir dazu, am Leben zu sein.

Noch drei Tage, dann müssen wir zurück nach Deutschland. Wehmütig besuchen wir unsere Lieblingsorte. Lucille lacht über unsere kläglichen Versuche, unser Gepäck in drei Koffern zu verstauen. Wir packen ihr den Großteil von Tims Klamotten für ihre Nachbarskinder ein.

»Das kann ich nicht alles tragen«, sagt sie. »Wollt ihr mich nach Hause fahren?«

Lucille hat uns echt zu sich eingeladen? Erol und ich freuen uns. Ab in den Mercedes und auf nach Khayelitsha, das größte Township Kapstadts. Ich fahre, unsere ortskundige Begleiterin sitzt auf dem Beifahrersitz.

Kaum haben wir die Autobahn verlassen, erregen wir größtmögliche Aufmerksamkeit. Ich steuere das Auto im Schritttempo durch die Menschen. Hupende Minibus-Taxis überholen uns. Bis wir an Lucilles kleinem Haus angekommen sind, biege ich etwa zwanzig Mal ab. Straßennamen gibt es hier nicht. Am Wegesrand treibt Brackwasser in einem tiefen Graben.

Vor der Tür warten schon Lucilles Töchter. Wir steigen aus.

Es gibt Cola und Chips für alle und für Tim eine leere Weichspüler-Flasche zum Spielen. Sofort nimmt ihn die Jüngere auf den Arm und trägt ihn außer Sichtweite. Zwei magere Hunde bellen einander an.

Ganz wohl ist mir nicht. Erol auch nicht, wenn ich seinen nervösen Blick richtig deute.

Kurze Zeit später kommt das Mädchen mit Tim zurück, der mümmelt zufrieden an einem riesigen Keks. Was sind wir nur für Arschlöcher, denke ich. Habe ich echt geglaubt, Lucilles Tochter würde Tim klauen?

Wir übergeben den Karton mit Tims Wintersachen, die er zu Hause nicht mehr brauchen wird. Noch ein paar Gläser Cola – ich stehe kurz vor dem Zuckerschock – und Lucille weist uns vom Beifahrersitz aus den Weg zur Autobahnauffahrt. Zum Abschied drücken wir sie ganz fest und sie uns. Für den Weg zurück nimmt sie den Minibus.

Auf der Rückfahrt sagt Erol: »Ich war noch gar nicht surfen.«

»Aber du hattest jetzt zwei Monate Zeit!«

»Na und? Ich will surfen.«

Er macht einen Termin bei Gary's Surf School in Muizenberg, wo man ihn in eine blaue Pelle stopft. Tim und ich beobachten vom Strand aus, wie er sich anstellt: Gar nicht so schlecht, er bleibt immerhin für wenige Sekunden auf dem Brett.

»Papapapapa«, kreischt Tim begeistert.

Bald wird ein neues Abenteuer beginnen: Erol wird Tim in der Kita Purzelbaum eingewöhnen, während ich meine Arbeit wieder antrete. Wir sind mit einem Baby nach Kapstadt geflogen und fliegen nun mit einem Krabbelkind zurück. Der Bundesgrenzschützer am Frankfurter Flughafen kann keinerlei Ähnlichkeit zwischen dem kleinen Typen im Steve-Biko-Shirt und Tims Passbild feststellen.

# Schon wieder August

## Abendmilch? Nein danke!

*Wie ich beim Kennenlern-Basteln einen Junggesellen entdecke, den ersten Arbeitstag mit Herzschmerzen hinter mich bringe und mit einer leeren Brust spreche.*

Kaum zu glauben: Unser Untermieter hat unseren gewachsten Dielenboden per Hand mit einem speziellen Mittel bearbeitet. »An einigen Stellen war das Holz bereits etwas angegriffen, da musste ich einfach nachbessern«, steht auf dem Zettel, den wir auf unserem Küchentisch gefunden haben. Darüber hinaus hat er in unserem Schlafzimmer eine geschmackvolle Deckenlampe angebracht. Vor unserer Abreise nach Südafrika hing dort nur eine Glühbirne. Und im Besteckkasten liegt ein neues französisches Schälmesser.

Auch ich fühle mich aufgeräumt: Auf mich wartet ein leerer Schreibtisch im Büro und damit die Möglichkeit, nach über einem Jahr wieder konzentriert arbeiten zu können. Ich bin erholt. Zwar verlangt Tim nachts nach der Brust und liebt es wie immer, in den frühen Morgenstunden im Halbschlaf an mir zu nuckeln, aber das alles ist kein Vergleich mehr zu der anstrengenden Phase vor einigen Monaten.

Mal sehen, wie es Tim in der Kita gefällt. Bevor es ernst wird, sind wir zum Kennenlernnachmittag eingeladen. Die anderen Eltern scheinen 1.) sehr nett zu sein und 2.) bis auf eine Grafikdesignerin namens Steffi allesamt mehr oder weniger gut beschäftigte Architekten. Jede Familie bekommt eine Stofftasche und Fingerfarben – als Erstes sollen wir unter der Anleitung von Svenja den künftigen Wechselwäschesack unserer Kinder gestalten.

Ein vermutlich alleinerziehender Vater ist auch dabei. Auf Svenjas sensible Frage, ob seine Frau noch kommt, hat er etwas zu scharf »In diesem Leben nicht mehr« geantwortet. Dabei sieht er mit seinem Rolling-Stones-T-Shirt und der abgerissenen Jeans aus wie normalerweise schwer umkämpftes, großstädtisches Hochzeitsmaterial.

Wir stellen fest, dass auch andere auf die Idee gekommen sind, einen Teil der Elternzeit im Ausland zu verbringen: Steffi und ihr Mann sind ganze vier Monate gemeinsam durch Bolivien und Peru gereist. Sie berichten von zehrenden Stillnächten und Barbusigkeit in den Anden, wir von Brustbissen auf der südafrikanischen Autobahn und meinem einseitigen Abstillen. Die anderen hören uns ungläubig zu.

»Warum tut ihr euch so was an?«, fragt ein Architekt mit

akkuratem V-Ausschnittpullover und Metallgestellbrille, während er ein rosa Herzchen auf den Jutebeutel seiner Tochter tupft. »Konntet ihr eure Reisen überhaupt genießen?«

Ich denke kurz an die schlaflosen Kapstädter Nächte, die Kälte in unserer Wohnung und die von mir verschlafenen Pinguinkolonien. Doch was sind diese kleinen Unwirtlichkeiten gegen das große Gefühl, dass mit der Reise aus zwei Einzelkämpfern eine kleine Familie geworden ist?

»Na klar«, antwortet Steffi zuerst.

»Nach allem, was wir Stressiges erlebt haben, wissen wir, dass wir alles schaffen können, wenn wir bloß zusammenhalten.«

»Und für diese Erkenntnis musstet ihr erst nach La Paz? Uns hat hier schon der Wochenendeinkauf beim Kaiser's an unsere Grenzen gebracht.«

Der Architekt tunkt seine Fingerspitze vorsichtig in das rosa Farbtöpfchen. Interessanterweise stillt auch Steffi ihre zwölfmonatige Tochter noch, nachts. Die anderen Frauen haben bereits abgestillt oder, wie ich vermute, mögen zum Teil auch nicht erzählen, dass sie weiter die Brust geben.

Wir fühlen uns einen Moment lang kritisch beäugt – es ist ja so: Zuerst sollen Mütter unbedingt stillen, es ist ja schließlich gut fürs Kind. Dann aber soll man nach sechs Monaten auf einmal dringend abstillen, denn alles, was darüber hinausgeht, wirkt aus verschiedenen Gründen seltsam. Dass besonders Frauen untereinander sich in der Beurteilung ihrer Stillzeiten hart rannehmen, ist kein Gerücht.

Ich habe keine Lust mehr, mich dafür zu rechtfertigen, schließlich steckt mir die südafrikanische Gelassenheit noch in den Gliedern. Trotzdem bleibt das Gefühl, ständig eine Erklärung schuldig zu bleiben.

Sie lautet: Ich will keinen nächtlichen Konflikt mit meinem Kind. Ich würde alles tun für die halbe Stunde Extraschlaf, die eine kurze Stillsession um 5:30 Uhr mir bringt! Weder durch einen Schnuller noch durch einen Keks oder anderes lässt sich Tim so effektiv beruhigen wie durch die Brust. Warum soll ich das jetzt sofort abschaffen – nur weil bald ein Jahr rum ist?

Erol trägt das alles halbwegs mit Fassung. Von der Sache überzeugt ist er nicht, und es nervt ihn wohl auch, wenn ich mir morgens Zusatzschlaf mit der Brust erkaufe. Als ich ihm vorschlage, doch einfach gegen fünf aufzustehen und Frühstück für alle zu machen, brummt er nur, dann würde ich einen anderen Vorwand finden, weiter zu stillen. Er scherzt darüber, ich wolle unseren Sohn klein und abhängig halten.

Ehrlich gesagt: Es graust mir vor der sogenannten »hormonellen Talfahrt«, auf die sich Mütter beim Abstillen begeben. Auch deshalb bin ich eine Verfechterin des graduellen Ausschleichens.


Mein erster Arbeitstag. Ich fahre den Computer hoch. Nach etwa zwanzig Sekunden ist es so, als sei ich niemals weg gewesen. Es ist alles noch da. Ich fange an. Es läuft wie immer, und um Punkt 12 Uhr steht Kollege B. in der Tür: »Hunger?«

Als die Kantinenfrau mir Kartoffelbrei auf den Teller klatscht, beginne ich, mich seltsam zu fühlen. Irgendwie liebeskummrig. Ich vermisse jemanden: Tim. Wie wohl der erste Tag der Eingewöhnung gelaufen ist? Ob er gerade seinen Mittagsschlaf macht? Gerne würde ich mich jetzt an ihn kuscheln und seinen gleichmäßigen Atemzügen zuhören. Nichts ist friedlicher als ein Kind, das Mittagsschlaf hält.

Da wird es mir zum ersten Mal wirklich klar: Noch ganze sechs Stunden werde ich in diesem Bürogebäude verbringen, dann schnell in den Zug springen. Mit etwas Glück werde ich so gegen 18:45 Uhr zu Hause sein – etwa eine Stunde bevor Tim für gewöhnlich einschläft. In Zukunft werde ich meinen Sohn nur noch morgens, abends und am Wochenende sehen. Ich habe gerade erst zwei Stunden gearbeitet, und schon rumort es in mir. Das geht ja gut los.

Eine Nachricht auf meiner Mailbox, von Erol: »Wollte nur sagen, ist alles super gelaufen. Ich bin eine halbe Stunde rausgegangen. Hat ihm null ausgemacht. Aber kannst du mich mal bitte zurückrufen, ich finde den Handmixer nicht.«

Den Handmixer? Hat mein lieber Mann jetzt vor, mir einen perfekten Haushalt vorzuführen, so mit frisch gebackenem Kuchen? Ich kichere in mich hinein und texte, dass der Mixer hinter dem ausrangierten Dampfsterilisator ist, ganz hinten im Küchenschrank. Eine Minute später kommt die Antwort: »Kann Mehl schlecht werden?« Erol, selbst mit engmaschiger Betreuung mehrerer Hausfrauen aufgewachsen, ist zum ersten Mal in seinem Leben Hausmann. Ich versuche, ganz entspannt zu bleiben.

Um 18:30 Uhr stehe ich im Wohnungsflur. Aus dem Badezimmer dringen Planschgeräusche und lautes Juchzen: Tim und Erol haben sich Schaumfrisuren gemacht. Auf dem

Küchentisch steht ein frischer Beerencrumble-Kuchen. Das daraus resultierende Küchenchaos hatte ich mir weitaus schlimmer vorgestellt.

Wie ein Offizier auf Stubenrundgang marschiere ich durch unsere Wohnung, um das Ausmaß der Verwüstung zu inspizieren. Sooo schlimm ist es gar nicht, die Betten sind halt nicht gemacht. Fast bin ich enttäuscht, dass es gar nichts zu meckern gibt.

Im Schlafanzug kuschelt sich Tim auf meinen Arm, ich füttere ihn mit Grießbrei. »Mamamama«, schnorchelt er.

Ich glaube, er hat mich auch vermisst. Trotzdem: Ich habe mich davon überzeugt, dass er auch einen Tag ohne mich überleben kann.


Als ich ihn am frühen Morgen stille, fühlt sich meine verbleibende Stillbrust leer an. Wahrscheinlich kommt kaum noch Milch raus. Ich glaube, es ist das letzte Mal.

Inzwischen ist Tim täglich drei Stunden in der Kita. Ich habe seit einer Woche nicht gestillt – und fühle mich furchtbar. Furchtbar dick. Ich muss dringend meine Ernährung umstellen! Die vielen Extrakalorien in Form von Kuchen und Eis, die die Muttermilchproduktion einfach so verbrannt hat, nehme ich immer noch zu mir. (Der Höhepunkt: Ich entdecke in der Bäckerei um die Ecke exakt den Beerencrumble-Kuchen, den mein lieber Mann vorgegeben hatte zu backen.) Wenn das so weitergeht, bin ich in wenigen Wochen eine rollende Tonne. Ich wiege beinahe so viel wie kurz vor der Geburt. Zu Erol bin ich dünnhäutig und gereizt. Was er zu Hause anfasst, macht er falsch. Außerdem wickelt er falsch, füttert falsch und spielt falsch. Nur ich kann das alles richtig. Ist ja klar!

Einmal führen wir eine große Debatte. Ich sage Debatte, Erol findet: Streit. Er hat sich sogar einen Namen für unsere Auseinandersetzung überlegt und nennt sie den »Warum schreit er?«-Streit. Angeblich komme ich jedes Mal, wenn er Tim beaufsichtigt und der Kleine schreit, blitzartig angerannt und stelle diese Frage. Überbesorgt sei ich, wirft Erol mir vor, ein richtiger Kontrollfreak.

Ich kann nur schwer aus meiner Haut. Es kostet mich die größtmögliche Selbstdisziplin, Erol eigenständig machen zu lassen. Ich bin mir selbst unsympathisch.

Bettina, bei der ich mich nun endlich wieder ausheulen kann, wäscht mir bei der gemeinsamen Pediküre im Nagelstudio ordentlich den Kopf.

»Es gibt für gar nichts eine alleingültige Herangehensweise«, doziert sie.

»Ist doch toll, wenn Tim verschiedene Möglichkeiten präsentiert werden, wie man die Dinge des Lebens anpacken kann!«

Unsere Füße blubbern nebeneinander im Sprudelbad. Angelina Jolie und ihre Großfamilie zieren aufreizend schön und gepflegt das Cover ihres Klatschmagazins. Kluge Bettina. Ich hatte mir schließlich monatelang gewünscht, dass ich nicht immer für alles zuständig sein muss.

»Außerdem«, sagt sie und legt Angelina zur Seite, »musst du jetzt wirklich langsam loslassen lernen. Du wirst am Ende des Tages zur Helikopter-Mutter!«

»Wie bitte?«

Ich denke an unseren Flug über das afrikanische Buschland.

»Du weißt schon: diese Mütter, die permanent um ihre

Kinder kreisen, immer bereit, sie mit einer Strickleiter zu retten.«

»Ja, ja«, antworte ich.

»Still du erst mal ab, dann sehen wir weiter. Hast du eigentlich unsere Einladung bekommen?«

Es ist tatsächlich so weit: Nächste Woche wird Tim ein Jahr alt. Ich kann es kaum glauben. Hat er nicht eben noch in der Plastikbox gelegen, so hilflos und winzig? Jetzt sieht es so aus, als könne er bald laufen. Das wollen Erol und ich, trotz meiner fragilen Laune, groß feiern. Und natürlich feiern wir auch ein bisschen uns selbst.

Alle sind gekommen, meine Eltern, Schwiegereltern, Natascha, Bettina und ein paar neue kleine Tim-Freunde aus der Kita. Wir liegen unter Bäumen, auf Decken im Park. Sogar Connie hat sich breitschlagen lassen und teilt sich mit dem süßen Alleinerziehenden aus unserer Gruppe einen Teller Pastasalat.

Die Hauptperson sitzt im Buggy und schnullert im Schlaf. An seiner Stirn kleben ein paar verschwitzte Löckchen. Im Arm hält er ganz fest sein neues Schmusetier: Hundi.

Meine Brust ist – buchstäblich über Nacht – durch einen Hund mit heraushängender Stoffzunge ersetzt worden. Zur Probe habe ich Tim gestern Nacht die Brust hingehalten. Hä, was soll das? Vollkommen desinteressiert, als hätte ich ihm eine Damenstrumpfhose gezeigt, drehte er sich um.

# Sieben Monate später

## Zurück im Alltag

Ich bin heute mit abholen dran! Wie irre hetze ich die Treppen des Bürogebäudes, in dem ich arbeite, hinab. Schon 15:40 Uhr. Ich kann machen, was ich will, aber ich werde frühestens um 16:10 Uhr in der Kita sein. Genau die zehn Minuten, die Svenja immer in den Wahnsinn treiben – sie muss schließlich ihre eigenen Kinder um 17 Uhr abholen, am anderen Ende der Stadt. Die langatmige Konferenz, an der ich teilnehmen musste, hat darauf keine Rücksicht genommen.

Rauf aufs Fahrrad. Die Frühlingssonne ist mir gnädig. Ich strample die große Hauptverkehrsstraße entlang, überhole eine Radlerin mit leerem Kinderanhänger – auch sie sieht aus, als habe sie es eilig.

Willkommen in der Wirklichkeit. In der Rückschau wirkt mein Jahr als Säugetier manchmal auf mich wie ein zwölfmonatiger Kuscheltrip. So unendlich viel Zeit! Was habe ich eigentlich die ganze Zeit gemacht?

Jetzt springe ich zwischen Kind, Erol, Arbeit und Haushalt hin und her wie ein irrer Teufel auf Wodka-Mate. An guten Tagen – und die überwiegen zum Glück – gibt mir das Energie, an schlechten Tagen bin ich schlapp und missmutig.

Bei der Arbeit habe ich für mich die Mittagspause und die Unterhaltung am Kaffee-Automaten abgeschafft. Nur noch selten lasse ich mich zu einem »Und, wie war's am Wochenende?« herab und wenn doch, springe ich bei der Antwort von einem Bein aufs andere. Seit Wochen trinke ich kein Feierabendbier mehr mit Kollegen. Was in der Firma wirklich geschieht, ich habe keine Ahnung. Wahrscheinlich werde ich längst als soziopathisches Monster gemobbt und merke es nicht!

Endspurt. Ich trete in die Bremsen, springe von Fahrrad und kette es vor der Kita an. Im Laufschritt hetze ich in den Garten, wo Tim sich gerade leise wimmernd von einer fremden Erzieherin die Nase putzen lässt. Wo ist Svenja? Natürlich schon weg.

»Bitte seien Sie das nächste Mal pünktlich«, bittet die Neue.

»Und kaufen Sie Tim endlich Schuhe mit Klettverschluss!«

Ich nehme meinen Kleinen auf den Arm. Er patscht mir wütend ins Gesicht. Ist es, weil ich müffle? Heute früh bin ich einfach in die Klamotten vom Vortag gesprungen.

Wir verabschieden uns. Ich bemühe mich, die Hektik von mir abfallen zu lassen. An Tims Kita-Garderobenhaken hängt eine Einkaufsliste für mich: Neue Windeln, Feucht- und Taschentücher sind zu besorgen. Außerdem fehle beim

Buffet noch ein Benefiz-Streuselkuchen zugunsten der Rettung des morschen Klettergerüsts.

Ich atme tief ein und aus. Timmi guckt mich erwartungsvoll an. Und was machen wir jetzt? Mein leerer Magen diktiert es mir: Essen. Und zwar Currywurst mit Pommes!

Ich packe Tim in den Buggy und schiebe ihn zu Dora's Frittenbude. Wir setzen uns an einen der klebrigen Tische, und kurze Zeit später serviert Dora uns höchstpersönlich ein königlich-salziges Mahl. Für mich gibt's ein Pils dazu, für Tim Apfelschorle.

Und was ist mit meinem Busen passiert? Er passt jedenfalls wieder in die Princesse-Tamtam-Dessous. Er ist ein bisschen kleiner als vor der Schwangerschaft, aber nicht weniger rund. Ich mag ihn, auch wenn er den Bleistift-Test wohl nicht mehr besteht. Mir fehlte bisher einfach die Zeit, es auszuprobieren. Vielleicht ist es auch gar nicht mehr wichtig.

Wie Tim seine Pommes in die Mayo tunkt und kleine Stücke abbeißt, erinnert mich an ein Nagetier. Ein Strahlen huscht über sein Gesicht. Welch köstlicher Geschmack! Und wie wir da so sitzen – Mutter und Sohn genießen in trauter Eintracht ihr Junkfood –, wird von außen ein weiterer Buggy durch die Tür geschoben. Mein Gott, es ist die Hohlwangige von der Rückbildungsgymnastik in der Bauchhöhle!

»Oh, hi«, sagt sie.

»Wir kennen uns doch! Wie heißt du noch mal?«

»Theresa.«

Ich reiche ihr kauend meine fettige Hand.

»Das ist Tim.«

»Leonie. Und Stella. Dürfen wir uns zu euch setzen?«

»Ja, klar.«

Leonie kichert und bedeutet Dora, dass sie auch ein Bier möchte.

»Ist schon lustig: Das letzte Mal, als wir uns gesehen haben, haben wir uns mit Kümmel-Fenchel-Anis-Tee zugeprostet.«

»Ja, und für die Kinder gibt's jetzt Würstchen statt Muttermilch.«

»Habt ihr die Dinkelbreiphase schon ganz hinter euch?«

»Sieht ganz danach aus.«

Wir stoßen an.

»Auf die Kinder«, sagt Leonie und sieht auf einmal gar nicht mehr hohlwangig aus.

»Genau«, sage ich.

Morgen ist auch noch ein Tag.

# Dank

Danke Erol, Mama und Papa.
Danke S.L.
Danke Moritz. Wir sehen Dich im Himmel.

Werner Bartens

# Glückliche Kinder

Was sie stark und gesund macht

»Es gibt gefühlte 287 000 Ratschläge und Empfehlungen zum richtigen Umgang mit Kindern. Viele davon entsprechen weder medizinischen noch psychologischen oder pädagogischen Erkenntnissen. Eltern werden dadurch schnell eingeschüchtert und halten sich oft für Erziehungsversager. Lassen Sie sich nicht verrückt machen!« Werner Bartens

Werner Bartens räumt auf mit Erziehungsideologien, Vorurteilen und Erziehungsmythen. Er nimmt den Müttern und Vätern ihre Unsicherheit und begründet auf der Basis neuester Forschungen, weshalb Eltern sehr oft einfach ihrem Bauchgefühl folgen können – zum Nutzen ihrer Kinder und zu ihrem eigenen.

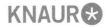

Michaela Schonhöft

# Kindheiten

Wie kleine Menschen in anderen Ländern
groß werden

Afrikanische Babys schreien weniger als deutsche; in japanischen Kitas fühlen sich die Kleinen besonders wohl; in Finnland leistet die Schul-Ambulanz erste Hilfe bei ungenügendem Lernerfolg – können es die anderen besser? Michaela Schonhöft hat viele Länder bereist und mit Eltern rund um den Globus gesprochen. Ihr Fazit: Den Kindern und ihren Eltern geht es umso besser, je weniger Erwartungen auf ihnen lasten – Liebe und Gelassenheit sind immer noch die besten Voraussetzungen für glückliche Kinder.

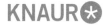